实用临床护理指南

邱恒菊 等主编

U0304749

吉林科学技术出版社

图书在版编目（ＣＩＰ）数据

实用临床护理指南 / 邱恒菊等主编. -- 长春：吉林科学技术出版社，2023.7
ISBN 978-7-5744-0298-0

Ⅰ.①实... Ⅱ.①邱... Ⅲ.①护理学－指南 Ⅳ.①R47-62

中国国家版本馆 CIP 数据核字(2023)第 063033 号

实用临床护理指南

主　　编	邱恒菊等
出 版 人	宛　霞
责任编辑	张　凌
封面设计	史晟睿
制　　版	张灏一
幅面尺寸	185mm×260mm
开　　本	16
字　　数	300 千字
印　　张	10
印　　数	1–1500 册
版　　次	2023年7月第1版
印　　次	2023年10月第1次印刷

出　　版	吉林科学技术出版社
发　　行	吉林科学技术出版社
地　　址	长春市福祉大路5788号
邮　　编	130118

发行部电话/传真　　0431-81629529 81629530 81629531
　　　　　　　　　　81629532 81629533 81629534
储运部电话　0431-86059116
编辑部电话　0431-81629518
印　　刷　　廊坊市印艺阁数字科技有限公司

书　　号	ISBN 978-7-5744-0298-0
定　　价	80.00元

前 言

现代科技的进步推动着医学和护理学的发展，大量先进科技和仪器的使用，提高了诊断、治疗和护理技术。护理工作作为医疗服务中与患者接触最直接、最连续、最密切、最广泛的职业，不仅直接影响着患者在看病就医过程中的体验和感受，而且关系到医疗行业和医院服务面貌的改变。熟练掌握护理操作技能，提高自己敏锐的观察力和应急处理能力，练就一手过硬的操作本领。对每项治疗、护理、医嘱、操作规程，不仅要知其然，还要知其所以然。我们只有以精湛的技术，娴熟的护理操作以及高质量的护理、高规格的服务，才能真正赢得医生、患者的信任和尊重。为此，在总结自身多年的临床工作经验的基础上，撰写了本书，以期对广大护理工作者有所帮助。

本书有较强的科学性和实用性，是一本对医疗、教学和研究工作者有实用价值的参考书，尤其适合于护理一线工作者参考，有利于指导解决在护理工作中遇到的实际问题。然而医学的发展日新月异，护理学的未来发展还有待医学界同道共同开拓和探讨。

由于时间紧迫，本书涉及内容较广，篇幅较长，加之学识和能力有限，书中难免存在不足之处。恳请各位专家和同行予以批评指正。

编者

2022 年 5 月

前 言

目　录

第一章　妇产科疾病的护理

第一节　阴式手术患者的一般护理

阴式手术是指经外阴及阴道的手术，在妇科应用比较广泛。外阴手术是指女性外生殖器部位的手术，包括外阴癌根治术、前庭大腺脓肿或囊肿切开引流术、处女膜切开术、阴蒂过长切除术、外阴良性肿瘤切除术等；阴道手术是指阴道手术及经阴道的手术，包括宫颈手术和阴道成形术、陈旧性会阴裂伤修补术、阴道前后壁修补术、尿瘘修补术、子宫黏膜下肌瘤摘除术、阴式子宫切除术等。

与腹部手术相比，阴式手术对患者损伤较轻，可减少对腹腔的刺激和感染机会，术后恢复较快，但由于会阴部血管、神经丰富，并且前与尿道，后与肛门、直肠比较邻近，暴露于易污染部位，因此，容易出现疼痛、出血、感染等并发症，加上手术时涉及到身体的隐私部位，患者常担心手术能否彻底根治疾病、术后能否保持女性特征、对性生活以及工作和劳动有无影响等，易出现自我形象紊乱等心理问题，影响术后的康复。故良好的护理对治疗成功极为重要。除实施一般的手术护理措施外，还要注意其特殊性。

一、手术前护理

（一）心理护理

护士应关心体贴患者，耐心地倾听患者表达内心感受，以亲切和蔼的语言解答患者的疑问，做好心理疏导工作。告诉患者，唯有手术治疗才能彻底治愈疾病，术后不影响女性特征，并且经过一段时间的恢复，有些完全可以过正常的性生活，对工作和劳动也不会造成影响，且由于疾病得到根治，体力还可能增强等。同时向患者说明术前术后注意事项，引导患者消除疑虑和担忧，帮助患者选择积极的应对措施，使其能够主动配合手术。进行术前准备、检查、手术时用屏风遮挡患者，尽量减少暴露部位，减轻其羞怯感。同时，应做好家属的工作，理解患者，配合治疗及护理过程。

（二）皮肤准备

外阴皮肤有损伤或感染者，局部涂抗生素软膏，每日消毒液坐浴，保持局部清洁干燥，待治愈后手术。术前 1d 行皮肤准备，备皮范围上至耻骨联合 10cm，下至会阴部、肛门周围、腹股沟及大腿内侧上 1/3。

（三）肠道准备

由于阴道与肛门很近，术后排便易污染外阴伤口，且不利于愈合，因此外阴、阴道手术前应做好肠道准备。术前 3d 进无渣饮食，并按医嘱给肠道抗生素，常用庆大霉素、甲硝唑等，术前 8h 禁食，4h 禁水，术前 1d 口服番泻叶 30g 代茶饮，术前日晚及术晨行清洁灌肠。术前可给予静脉补充液体，以提高麻醉和手术的耐受性。

（四）阴道准备

正常人阴道不是无菌环境，为防止术后感染，应在术前 3d 开始进行阴道准备。一般行阴道冲洗或坐浴，每日 2 次，常用 1∶5000 的高锰酸钾、1∶20 的聚维酮碘溶液等。术晨用消毒液行阴道消毒，消毒时应特别注意阴道穹窿。

(五)膀胱准备

术前排空膀胱，不必留置导尿。

二、手术后护理

(一)体位

根据不同手术采取相应的体位。处女膜闭锁及有子宫的先天性无阴道患者，术后应采取半卧位，有利于经血的流出；而因外阴癌行外阴根治术后的患者则应采取平卧位，双腿外展屈膝，膝下垫软枕，减少腹股沟及外阴部的张力，有利伤口的愈合；行阴道前后壁修补或盆底修补术后的患者应以平卧位为宜，以降低外阴阴道张力，促进伤口的愈合。

(二)伤口护理

护士要随时观察会阴切口的情况，注意有无渗血、红肿等炎性反应；注意阴道分泌物的量、性质、颜色及有无异味。注意保持外阴清洁、干燥，嘱患者勤更换内衣内裤，保持床单清洁，每天行外阴擦洗 2 次，排便后用同法清洁外阴以防止感染。手术时阴道内填塞纱条一般在术后 12～24h 内取出，取出时注意核对数目。有引流管时要保持引流管通畅，严密观察引流物的量及性质，定时更换引流袋。

(三)导尿管的护理

外阴、阴道手术后保留尿管时间较长，根据手术范围及病情，导尿管分别留置 2～10d。注意观察尿液的颜色、性状及气味；鼓励多饮水，保持通畅。加强尿管及尿袋衔接处的消毒，每日消毒尿道口周围 2 次，每日更换尿袋 1 次；保持尿袋的位置低于膀胱；拔管前应夹管定时开放，每 2～3h 1 次，共 2d，以恢复膀胱功能。拔除尿管后应嘱患者尽早排尿，注意观察患者自解小便情况。如有排尿困难，给予诱导、热敷等措施帮助排尿，必要时重新留置尿管。

(四)肠道护理

根据手术的范围指导患者的饮食。一般不禁食，但涉及到肠道手术如直肠或膀胱阴道瘘修补术、阴道前后壁修补、外阴根治术等，术后给予无渣流食或半流食 3～5d，以控制首次大便的时间在术后 5～7d；乙状结肠阴道成形术后 3d 禁食，排气后无渣流食 3d，半流食 3d，逐步过渡到普通饮食。患者排气后可给予鸦片酊 0.5mL 或复方樟脑酊 4mL，每天 3 次，以抑制肠蠕动，5d 后给予液状石蜡 30mL，每晚 1 次，以软化大便。

(五)健康指导

1. 活动

嘱患者术后注意休息，半年内避免重体力劳动，积极预防咳嗽、便秘、久蹲等增加腹压的动作，3 个月内禁止性生活。

2. 饮食

进食高蛋白、高维生素等营养丰富的食物，多吃蔬菜、水果，预防便秘。

3. 保持会阴清洁

若发现盆腔疼痛不适，会阴部有不正常的出血及分泌物，应及时就诊，出院后 1 个月来院复查。

第二节 外阴癌患者的护理

一、概述

外阴鳞状细胞癌是最常见的外阴恶性肿瘤，常见于 60 岁以上妇女。绝大多数肿瘤生长在外阴皮肤表面，但因早期缺乏典型表现，常因未及时治疗而延误病情。外阴癌病因尚不完全清楚，可能与下列因素有关：①病毒感染如单纯疱疹病毒 II 型、人乳头状瘤病毒、巨细胞病毒等；②外阴的慢性长期刺激，如外阴尖锐湿疣、慢性前庭大腺炎、慢性溃疡；③其他部位原发性恶性肿瘤可转移至外阴，最常见为宫颈癌，其他依次来源于乳腺、生殖道以外皮肤和胃肠道；④外阴癌的发生也与外阴上皮内非瘤样病变(外阴硬化性苔藓)、不良的生活习惯如吸烟等多种因素有关。

(一)病理

约 2/3 外阴癌发生在大阴唇，其余的 1/3 发生在小阴唇、阴蒂、会阴、阴道等部位。病变初期多为圆形硬结，少数为乳头状或菜花样赘生物，病变继续发展，可形成火山口状质硬溃疡或菜花状肿块。

(二)转移途径

外阴癌转移途径以淋巴转移、直接浸润为主，血运转移常发生在晚期。

1.直接浸润

癌组织可沿皮肤黏膜直接向周围及深部组织浸润生长，如阴道、尿道，晚期时可累及肛门、直肠和膀胱等。

2.淋巴转移

外阴淋巴管丰富，两侧互相交织成网，可以在病变较早期就出现。淋巴转移最初转移到腹股沟浅淋巴结，再至腹股沟深淋巴结，并经此进入盆腔淋巴结，最后转移至腹主动脉旁淋巴结，可继续向上至锁骨淋巴结。

3.血行播散

晚期可转移至肺、肝、骨等器官。

(三)临床分期

根据国际妇产科协会(FIGO)2000 年提出的临床分期法分 4 期(见表 1-1)。

表 1-1 外阴癌的分期

分期	肿瘤范围
O 期	原位癌(浸润前癌)
I 期	癌灶位于外阴和(或)会阴，肿瘤直径≤2cm
I_a 期	肿瘤直径≤2cm 伴间质浸润≤1cm
I_b 期	肿瘤直径≤2cm 伴间质浸润>1cm
II 期	癌灶局限于外阴和(或)会阴，肿瘤直径>2cm
III 期	肿瘤侵犯尿道下段或阴道或肛门
IV_a 期	肿瘤侵犯尿道上段，膀胱黏膜，直肠黏膜、骨盆
IV_b 期	任何远处转移包括盆腔淋巴结

二、护理评估

(一)健康史

仔细评估患者的身体状况，包括：有无不良的生活习惯，如吸烟；有无免疫功能低下性疾病；有无外阴肿块伴有长期外阴瘙痒或外阴硬化型苔藓、尖锐湿疣、白带增多史，尤其应注意老年患者。注意有无其他部位的恶性肿瘤等。

(二)身体状况

1.症状

早期症状不明显。有症状时，最常表现为顽固的外阴瘙痒、不同形态的外阴结节。随着外阴小硬结逐渐长大，可破溃继发感染，常有脓性或血性分泌物。侵犯阴部神经时，出现疼痛，如：浸润较深多有剧痛；侵犯骨质则有持续性疼痛。侵犯尿道，产生尿频、尿痛、血尿，甚至排尿困难。少数也因腹股沟出现肿块为首发临床表现。

2.体征

病灶多发生于大阴唇和小阴唇，早期为硬而小的结节或溃疡，晚期癌肿向周围组织浸润则可见不规则肿块，基底皮肤变硬，呈乳头状、菜花样或溃疡状，腹股沟淋巴结可肿大变硬、固定。

(三)心理社会状况

外阴癌患者的心理状态很复杂，由于她们对疾病认识不足以及手术范围较大，对预后抱有怀疑态度，并且面临切除外阴，害怕失去女性的外表标志，担心术后性生活的问题，或唯恐外阴分泌物的异味影响他人而远离人群，所以患者始终处于焦虑、恐惧、紧张、孤独、悲哀心理状态中。

(四)辅助检查

明确诊断需做楔形切除活检。为了提高活检阳性率，可采用1%甲苯胺蓝染色外阴部，再用1%醋酸擦洗脱色，在蓝染部位做活检，或借用阴道镜观察外阴皮肤有助于做定位活检。

(五)治疗原则

以手术治疗为主，辅以放射治疗与化学药物治疗。

1.手术治疗

手术治疗是外阴癌的主要治疗手段，手术的范围取决于临床分期、病变的部位、患者的身体状况等。外阴原位癌可行单纯外阴切除术，浸润癌一般采取外阴根治术及双侧腹股沟深浅淋巴清扫术。若腹股沟深浅淋巴结有转移，应行盆腔淋巴结清扫。

2.放射治疗

适用于不能手术、晚期或复发可能性大的患者。

3.化学药物治疗

可作为较晚期或复发癌的综合治疗手段。

三、可能的护理诊断及合作性问题

1.疼痛

与晚期癌肿侵犯神经、血管和淋巴系统有关。

2.焦虑、自我形象紊乱

与外阴广泛切除术有关。

3.排尿异常

与癌肿侵犯尿道有关。

4.有感染的危险

与手术及留置导尿管有关。

四、护理目标

(1)患者诉说疼痛减轻。

(2)能确立较现实的自我,以最佳的身心状态接受手术治疗。

(3)患者能够理解排尿改变的原因。

(4)患者治疗期间无感染发生。

五、护理措施

(一)术前护理

1.心理护理

除进行常规心理护理外,重点针对患者对癌症手术恐惧、担心术后生存、生活质量等心理问题,配合医生做耐心细致的工作,消除她们对手术及其预后的忧虑和恐惧。同时,做好家属的工作,让其了解患者,配合治疗和护理。

2.皮肤、肠道及阴道的准备

嘱患者术前进高蛋白、低脂低渣的食物,术前 3d 进少渣流食,阴道分泌物较多或溃疡出血者,术前 1 周可用 1∶5000 高锰酸钾溶液坐浴,每日 2 次,每次 20～30min,并保持局部清洁干燥;同时进行外阴擦洗,擦洗时动作要轻柔,同时告诉患者勿搔抓,注意保护局部皮肤,防止术后感染。皮肤的准备范围自下腹部至肛门周围,两侧腹股沟、外阴、两大腿内侧达膝关节。

3.术前训练

因术后外阴及双侧腹股沟创面大,患者约 1 周时间不能下床,需训练患者习惯床上排大、小便。

(二)手术后护理

1.一般护理

注意观察患者的生命体征情况,及时了解患者的感染征兆,并按医嘱给予抗生素、止痛剂。指导患者在床上进行上半身及上肢的活动,臀部垫以气圈,以防褥疮,活动时注意保持引流管的通畅。

2.尿管的护理

保留尿管 5～7d,每日需做外阴前庭区的清洁擦洗,并保持尿管通畅,注意尿液的颜色、量及性状的变化。

3.伤口的护理

采取平卧位利于伤口的引流,同时,双腿外展屈膝位,膝下垫软枕,减少腹股沟及外阴部的张力,有利伤口的愈合;利用支架支撑被盖,避免压迫、接触伤口,减少感染的机会;

观察伤口渗血、渗液情况及引流液的颜色、量和气味等，并注意观察局部皮肤的颜色、湿度、温度、有无坏死等。每日至少更换外阴敷料2次，以保持外阴和会阴创面敷料干燥。术后2d起，会阴部、腹股沟部可用红外线照射，每日2次，每次20min，利于切口愈合、预防组织坏死。会阴部伤口术后5～6d拆线，阴阜部伤口术后7～10d拆线，腹部伤口术后7d拆线。

4. 指导患者合理进食

术后3～5d可进少渣饮食，可服复方樟脑酊，尽量于5～7d后排便，便后及时清洁会阴。术后第5天，按医嘱给液状石蜡，使粪便软化。

5. 放、化疗者的护理

按相关的护理程序对患者进行护理。

(三)健康教育

(1)加强卫生宣传教育，注意外阴部清洁卫生，每日清洁外阴部；积极治疗外阴瘙痒，定期进行防癌普查，外阴出现结节、溃疡或色素减退性疾病，应及时就医，对症治疗。

(2)对手术患者讲解术后可能出现的不适及应对措施，遵医嘱进食，术后保持乐观情绪，增强战胜疾病的信心。术后嘱患者注意休息，并遵医嘱定期复查。第1年：1～6个月，每月1次；7～12个月，每2个月1次；第2年：每3个月1次；第3～4年：每半年1次；第5年及以后，每年1次。随访内容包括放疗的效果、副作用及有无肿瘤复发的征象等。

六、护理评价

(1)患者无明显疼痛。

(2)患者情绪稳定，积极配合治疗。

(3)排尿异常得到改善。

(4)无感染征象，伤口愈合良好。

第三节　子宫脱垂患者的护理

一、概述

(一)病因

1. 分娩损伤

是子宫脱垂最主要原因。在分娩过程中宫口未开全即向下屏气用力，阴道助产或第二产程延长者，使盆底组织极度伸展、张力降低，甚至有较重的裂伤而未能及时缝合或缝合后愈合不理想、产后过早从事重体力劳动等，均可以引起子宫脱垂。

2. 盆底组织发育不良或退行性变

子宫脱垂偶见于未产妇或处女，多系先天性盆底组织发育不良或营养不良所致；常伴有其他脏器下垂，如胃下垂等。一些年老患者及长期哺乳的妇女，由于雌激素水平的下降导致盆底组织缺乏弹性，萎缩、退化，也可导致子宫脱垂或加重子宫脱垂的程度。

3. 腹压增加

长期慢性咳嗽、习惯性便秘、经常超重负荷、腹部巨大肿瘤、大量腹水等，使腹腔内经常处于较大的压力下，以至将内生殖器官向下推移，亦可诱发子宫脱垂。

（二）临床分度

以患者平卧用力向下屏气时子宫下降的最低点为分度标准，将子宫脱垂分为3度。

1. Ⅰ度轻型

子宫下降，宫颈外口距处女膜缘少于4cm，但未达到处女膜缘；Ⅰ度重型：子宫颈已达到处女膜缘，检查时在阴道口见到子宫颈。

2. Ⅱ度轻型

子宫颈已脱出阴道口外，但宫体仍在阴道内；Ⅱ度重型：子宫颈及部分宫体已脱出于阴道口外。

3. Ⅲ度

子宫颈及子宫体全部脱出于阴道口外。

二、护理评估

（一）健康史

了解分娩及产后恢复情况；产后有无过早从事重体力劳动史；有无营养不良及慢性疾病病史(如咳嗽、便秘、肝硬化)等。了解阴道脱出物的时间及伴随症状。

（二）身体评估

1. 症状

轻度无症状，随着脱垂的加重出现以下症状：

(1)下坠感及腰背酸痛：由于子宫脱垂牵拉韧带、腹膜和盆腔充血，常出现程度不同的腹部下坠及腰骶部酸痛，尤其在月经期或劳动后更加严重。

(2)肿物自阴道脱出：脱出轻者仅于活动后脱出，卧床休息后可自行回纳。严重者脱出的肿物逐渐增大，需用手回纳，甚至无法回纳，使患者行动极为不便，且可因局部受摩擦，引起宫颈和阴道壁慢性炎症、溃疡、出血，继发尿路感染。

(3)大小便异常：因伴有膀胱膨出而发生排尿困难、尿潴留、张力性尿失禁等；直肠膨出可引起便秘、排便困难等。

2. 体征

嘱患者向下用力屏气增加腹压，盆腔检查可以显示宫颈降至阴道下1/3或宫颈下降超过阴道口，甚至整个子宫脱出于阴道口外，常伴有直肠膨出和膀胱膨出。

3. 张力性尿失禁的检查

患者不解小便，取膀胱截石位，嘱患者咳嗽，如有尿液溢出，检查者用食、中两指伸入阴道内，分别轻压阴道前壁尿道两侧，再嘱患者咳嗽，如尿液不再外溢，证实患者有张力性尿失禁。

（三）心理社会状况

由于长期的子宫脱出使患者行动不便，腰酸腹痛，严重者排尿困难、尿潴留，不能从事体力劳动，患者常出现焦虑、苦恼、情绪低落；因保守治疗效果不佳、性生活受到影响而悲观失望。

（四）治疗原则

应以加强或恢复盆底组织及子宫周围韧带的支持作用为原则。

1. 一般支持疗法

增强体质，加强营养，注意适当休息，保持大便通畅，避免增加腹压和重体力劳动，治疗慢性咳嗽，习惯性便秘等。加强盆底肌肉锻炼，改善张力性尿失禁的症状。

2. 子宫托

适用于各种子宫脱垂及阴道前后壁膨出者。重度子宫脱垂伴盆底肌肉明显萎缩以及宫颈、阴道壁有炎症、溃疡者不宜使用。

3. 手术治疗

可根据患者的年龄、生育要求及全身情况选择术式：

(1)阴道前后壁修补术：适用于Ⅰ、Ⅱ度阴道前后壁脱垂的患者。

(2)阴道前后壁修补术加主韧带缩短术及宫颈部分切除术，又称Manchester手术：适用于年龄较轻、宫颈延长、希望保留子宫的Ⅱ、Ⅲ度子宫脱垂伴阴道前后壁脱垂患者。

(3)经阴道子宫全切及阴道前后壁修补术：适用于Ⅱ、Ⅲ度子宫脱垂伴阴道前后壁脱垂患者、年龄较大、不需保留子宫者。

(4)经阴道纵隔形成术：适用于年老体弱不能耐受较大手术者，且子宫无可疑恶性病变者。

三、可能的护理诊断及合作性问题

1. 焦虑、自我形象紊乱

与子宫脱垂或子宫将被切除有关。

2. 疼痛

与子宫脱垂牵拉韧带、宫颈、阴道壁溃疡有关。

3. 组织完整性受损

与宫颈、阴道前后壁膨出暴露在阴道外有关。

四、护理目标

(1)患者能确立较现实的自我认识，并能有效地应对，焦虑程度减轻。

(2)患者疼痛减轻或消失。

(3)患者经治疗后组织完整性功能恢复。

第四节　葡萄胎患者的护理

一、概述

(一)一般情况

葡萄胎亦称水泡状胎块是指妊娠后胎盘绒毛滋养细胞异常增生，终末绒毛转变成水泡，水泡相连成串，形如葡萄而得名。葡萄胎可分为完全性葡萄胎和部分性葡萄胎两类。其共同特点是绒毛水泡状水肿和滋养细胞增生。由于滋养细胞高度增生，产生大量的绒毛膜促性腺激素(HCG)刺激卵巢卵泡内膜细胞，产生过度黄素化反应，形成黄素化囊肿。

(二)病因

葡萄胎的真正发病原因不明。完全性葡萄胎可能与地域、种族、营养、社会经济状况和妊娠年龄有关。

二、护理评估

(一)健康史

询问患者的月经史、生育史；本次妊娠早孕反应发生的时间及程度；有无阴道流血，流血的量、性质和时间，是否见水泡状物质排出。询问患者及其家族的既往疾病史，重点询问有无滋养细胞疾病史。

(二)身体状况

1. 停经后阴道流血

是最常见的症状，多数患者在停经2～4个月后发生不规则阴道流血，出血量和时间均不确定，有时在血中可发现水泡状物。如发生大量出血，可导致休克，严重者甚至死亡。长时间出血又可诱发贫血和感染。部分患者在阴道流血前，由于葡萄胎增长迅速和子宫过度扩张可有阵发性下腹隐痛。

2. 子宫异常增大、变软

由于绒毛高度增生和水肿及宫腔积血，约半数以上患者的子宫体积大于停经月份，质地软，同时伴血清HCG水平显著升高。

3. 卵巢黄素化囊肿

一般不产生症状，若发生扭转或破裂可发生急性腹痛。由于子宫异常增大，故黄素化囊肿在葡萄胎排空前较难通过妇科检查发现，一般由B型超声检查发现。

4. 妊娠呕吐

一般较正常妊娠发生的早，症状重，持续时间长，严重患者导致水、电解质紊乱。

5. 妊娠期高血压疾病征象

常在妊娠20周前出现高血压、蛋白尿和水肿，症状严重者容易发展为先兆子痫。

6. 甲状腺功能亢进征象

约7%患者出现甲状腺功能亢进。

(三)心理社会状况

一旦确诊，患者常因不能正常分娩而自责、痛惜。患者和家属会表现出对清宫手术的恐惧和对今后性生活和生育是否受影响的担忧。由于疾病可能出现恶变而需要追踪和复查，可加重患者的焦虑。

(四)诊断检查

1. 产科检查

子宫大于停经月份，子宫如孕5个月大时仍无胎动，触不到胎体。

2. B型超声检查

是诊断葡萄胎的重要辅助检查方法。B超可见增大的子宫内充满不均质密集状或短条状回声，如雪花纷飞，称为"落雪状"，无妊娠囊可见。

3. 多普勒胎心测定

无胎心音，只能听到子宫血流杂音。

4. HCG 测定

因患者的滋养细胞高度增生，血和尿中的 HCG 大大高于相应孕周的正常值，在停经 12 周后随着子宫增大继续升高。

(五)治疗原则

1. 清除宫腔内容物

葡萄胎一旦确诊应及时清除子宫腔内容物。

2. 卵巢黄素化囊肿的处理

一般不需要特殊处理，如黄素化囊肿扭转且卵巢血运发生障碍，应手术切除患侧卵巢。

3. 预防性化疗

具有下列高危因素可行预防性化疗：①患者年龄大于 40 岁；②子宫明显大于停经月份；③葡萄胎排除前 HCG 值异常升高，清除后 HCG 不呈进行性下降；④黄素化囊肿直径＞6cm；⑤第 2 次刮宫仍有滋养细胞增生的患者和无随访条件者。

4. 子宫切除术

年龄在 40 岁以上无生育要求、有高危因素者可行子宫切除术。

三、护理诊断/问题

1. 功能障碍性悲哀

与不能进行正常的分娩及对将来的妊娠情况担心有关。

2. 焦虑与恐惧

与对清宫手术的担心、考虑到疾病有恶变的可能有关。

3. 有感染的危险

与长期阴道不规则流血致免疫力下降有关。

4. 知识缺乏

缺乏葡萄胎治疗及随访的相关知识。

四、护理目标

(1)患者能接受流产及葡萄胎的结局并相信将来还可以进行正常的妊娠。

(2)患者能掌握减轻焦虑的方法，积极配合清宫手术和其他治疗。

(3)及时发现和治疗感染等并发症。

(4)患者能说出葡萄胎的相关知识，进行自我监测，对于随访的重要性和方法也有清楚的认识。

五、护理措施

(一)心理护理

鼓励患者表达自己不能正常妊娠的心理感受，针对患者的主要心理问题给予心理支持。让患者了解葡萄胎治愈 2 年后可正常生育，消除其焦虑情绪。向患者及家属讲解有关葡萄胎的临床表现、治疗、预后等疾病知识，告诉患者清宫术的过程，让患者在较短的时间内平静接受手术治疗。

(二)密切观察病情

观察和评估腹痛及阴道流血情况,每次阴道排出物均应给以观察和记录,一旦发现有水泡状组织要送病理检查,并保留消毒纸垫,以评估出血量及流出物的性质。流血过多时,密切观察血压、脉搏等生命体征,以防出现失血性休克。

(三)做好术前准备

为防止葡萄胎组织堵塞清宫的吸引管,应准备大号吸管负压吸引。由于葡萄胎时子宫大而软,清宫时出血较多,应严格做好术前准备。清宫前需配血备用,建立静脉通路,并准备好缩宫素和抢救药品及物品。

(四)术中护理

在清宫术前一般静脉滴注 5%葡萄糖液,当宫颈管充分扩张和大部分葡萄胎组织排出后,为防止子宫穿孔和减少出血,加缩宫素 10U 于补液中继续滴注;选取宫腔内及靠近种植部位的刮出物分别送病理检查。对于子宫大于 12 孕周或一次刮净有困难时,一般于 1 周后再次刮宫。每次刮出物均需送病理检查。对于行子宫切除术的患者按照妇科腹部手术患者实施相应护理。

(五)随访指导

葡萄胎的恶变率约 10%~25%,因此必须让患者和家属了解葡萄胎预后的决定因素是坚持正规的治疗和随访。

1. 随访时间

葡萄胎排空后每周 1 次做 HCG 定量测定,直至降至正常水平;以后 3 个月内仍需每周检查 1 次,此后每半月 1 次,共 3 个月,然后每月检查 1 次持续半年。第 2 年起每半年 1 次,共随访 2 年。

2. 随访内容

在随访血、尿 HCG 的同时应注意月经是否规律,有无阴道异常流血,有无咳嗽、咯血及其他转移灶症状,定期做妇科检查、盆腔 B 超和 X 线胸片检查。葡萄胎患者随访期间必须严格避孕 1~2 年。避孕方式首选阴茎套,一般不选用宫内节育器,以免混淆出血的原因;含有雌激素的避孕药可能促进滋养细胞生长,尽可能不选用。

(六)健康教育

指导患者做好生活护理。鼓励患者进食高蛋白、高维生素、易消化饮食;保持室内空气清新,适当活动;保证充足的睡眠和质量,以改善机体的免疫功能;告知患者每日清洗外阴并更换内裤,每次清宫手术后禁止性生活及盆浴 1 个月以防感染。

六、护理评价

(1)患者增加治愈疾病的信心,焦虑情绪减轻。

(2)患者和家属对清宫术有一定的了解,能够积极配合医护人员顺利完成清宫术。

(3)患者术后能进行很好的生活护理,将并发症的危险性降到最低。

(4)患者和家属能够做好自我监测,了解随访的重要性,在规定的时间内进行随访。

第五节　侵蚀性葡萄胎患者的护理

一、概述

侵蚀性葡萄胎是葡萄胎组织侵入子宫肌层引起组织破坏或发生子宫外转移。大多数侵蚀性葡萄胎发生于葡萄胎清除后 6 个月内，具有恶性肿瘤的行为，但恶性程度不高，病灶局限于子宫内，造成局部侵犯，约 4% 的患者发生远处转移，预后较好。病理检查可见子宫肌内水泡状组织，当病灶穿透子宫浆膜层或阔韧带时，子宫表面可见紫蓝色结节。显微镜下可见子宫肌层的绒毛结构，滋养细胞增生、分化不良。

二、护理评估

(一)健康史

侵蚀性葡萄胎多继发于葡萄胎。因此应详细询问患者此前的葡萄胎诊断时间、治疗经过及随访过程。

(二)身体状况

1. 原发灶表现

最主要症状是葡萄胎排出后阴道不规则流血，妇科检查子宫复旧延迟，卵巢黄素化囊肿持续存在，若肿瘤组织穿破子宫，则有腹痛及腹腔内出血的表现。

2. 转移灶表现

症状和体征视转移部位而异。最常见的转移部位是肺，其次是阴道、盆腔，脑转移少见。

(1)肺转移：常见症状为咳嗽、血痰或反复咯血、胸痛及呼吸困难。在肺转移早期胸部 X 线显示肺野外带单个或多个半透明的小圆形阴影。

(2)阴道、宫颈转移：转移灶常位于阴道前壁的下 1/3 处。呈紫蓝色结节，破溃后可出血。

(3)脑转移：常继发于肺转移后，临床病情分 3 期：瘤栓期、脑瘤期和脑疝期。患者的表现也从开始因脑组织一过性缺血而致的猝然跌倒、失明和失语到头痛、呕吐和抽搐，最后出现呼吸骤停，患者死亡。

(三)心理社会状况

患者长期阴道不规则流血，一直处于焦虑、紧张的状态，当确诊为侵蚀性葡萄胎时，患者会感到前所未有的恐惧。患者开始会极力否认自己的病情，也会出现愤怒的情绪，当能够接受自己的病情后又对即将到来的手术和化疗表现出无助感和担忧。

(四)辅助检查

1. 血清 HCG 测定

葡萄胎清除后 HCG 仍持续高水平或 HCG 下降后又上升。

2. 胸部 X 线检查

肺转移的典型表现是棉球状或团块状阴影。

3. 超声检查

子宫正常或增大，宫壁显示局灶性或弥漫性强光点或光团与暗区相间的蜂窝样症状。

4. CT 和 MRI

CT 用于诊断普通 X 线难以发现的早期肺部病灶。MRI 主要用于诊断脑转移。

5. 组织学诊断

侵入子宫肌层或子宫外转移的切片中，见到绒毛结构或绒毛蜕变痕迹即可诊断为侵蚀性葡萄胎。

(五)治疗原则

以化疗为主，手术和放疗为辅。如需要做子宫切除术，年轻患者仍可保留正常的卵巢。

三、护理诊断/问题

1. 焦虑和恐惧

与不规则阴道流血、害怕子宫切除和化疗的不良反应有关。

2. 角色紊乱

与较长时间住院和接受化疗有关。

3. 活动无耐力

与化疗副作用、阴道出血、腹痛和转移灶的存在有关。

4. 潜在并发症

肺转移、阴道转移、脑转移。

四、护理目标

(1)患者能正视目前的病情，表现出积极治疗的信心。

(2)患者适应角色改变。

(3)患者的一般状况得到改善，能够耐受疾病和化疗所带来的不适。

(4)患者避免了不该有的并发症。

五、护理措施

(一)心理护理

护士应主动与患者交流，让其倾诉心理的焦虑和恐惧。提供治疗及预后的相关信息，增强患者对治愈疾病的信心。可以组织患者之间相互交流，让患者尽快适应角色的改变，积极配合治疗。告诉患者如何保证足够的营养、休息和睡眠，让患者知道良好的身体状况是保证治疗效果的前提。告诉患者及家属有关转移灶的临床表现和治疗过程，让患者能够积极预防和配合治疗并发症。

(二)严密观察病情

严密观察腹痛和阴道流血情况，出血多时要观察患者的生命体征，同时配合医生做好抢救工作，及时做好手术准备。认真观察转移灶症状的出现和变化，及时通知医生和配合处理。接受化疗者遵照化疗护理。手术治疗者遵照妇科手术前后护理。对疼痛、化疗副反应等，积极采取措施，减轻症状，尽可能满足患者的合理要求。

(三)有转移灶患者的护理

1. 阴道转移患者的护理

(1)尽量卧床休息，密切观察阴道有无破溃，禁止做不必要的检查和阴道窥器检查。

(2)做好急救的准备工作，准备好各种抢救器械、药品和物品。

(3)出现破溃大出血时的护理：①马上通知医生并配合抢救；②立即建立静脉输液，做好输血的准备；③备齐阴道填塞包(内有弯盘、可拆成上下两叶的阴道窥器、阴道钳、阴道拉钩、宫纱及棉球若干)，配合医生做阴道填塞压迫止血，准备好纱条并记录填入阴道纱条的数量；④阴道填塞后注意保持外阴清洁，每日用 1∶40 络合碘擦洗外阴，切忌冲洗。严密观察阴道出血情况及生命体征，及早发现有无感染及出血，按医嘱使用抗生素。阴道填塞后应给患者少渣饮食并保持排便通畅，如便秘可遵医嘱给予缓泻剂，或用开塞露或 1%肥皂水低压灌肠；⑤每隔 24～48h 更换纱条，以避免感染。取出时必须做好输液、输血及抢救的准备工作。若纱条取出后仍有出血，应用无菌纱条重新填塞，即使出血已止，一般仍需填塞 6～7d 后方可停止。

2.肺转移患者的护理

(1)嘱患者尽可能卧床休息，减少活动和减轻氧消耗，有呼吸困难者应取半坐卧位并吸氧。

(2)按医嘱给予镇静剂及化疗药物。镇静药可以保证患者休息，化疗药物可经肺部吸入，直接作用于肺部，局部药物浓度最大，用药效果比较好。

(3)大量咯血应立即让患者取头低患侧卧位，保持呼吸道的通畅，以防止窒息的危险，同时迅速通知医生，配合医生进行止血。在给予镇静剂后，护士不得离开患者，以防患者躁动而加剧咯血的后果。

3.脑转移患者的护理

(1)患者应卧床休息，起床时应慢慢起身并要有人陪伴，否则脑栓期的一过性症状发生可造成意外损伤。

(2)严格控制补液量和补液速度，观察颅内压增高的症状，一旦发现情况立即通知医生，并配合给以降低颅内压的治疗。

(3)预防并发症，采取相应的护理措施减少跌倒、咬伤、吸入性肺炎、角膜炎、压疮等并发症的发生。

(4)指导患者配合腰穿等项目的检查。

(四)健康教育

与患者一起商讨平时喜欢的饮食，鼓励患者进食，选择高蛋白、高维生素、清淡易消化的饮食，注意劳逸结合，让患者机体处于较佳的状态来对抗疾病和化疗所带来的副作用，有转移灶症状出现时，应卧床休息。保持外阴清洁，以防感染。节制性生活，做好避孕指导。出院后严密随访，随访内容同葡萄胎，持续 3～5 年。

六、护理评价

(1)患者能以较平和的心态接受患病的事实，配合治疗。

(2)患者完成了自己的角色转变，能够和家属、医护人员及其他患者一起讨论病情。

(3)患者的一般状况较好，能应对化疗所带来的副作用。

(4)没有出现其他并发症。

第六节 绒毛膜癌患者的护理

一、概述

绒毛膜癌既可以继发于葡萄胎，又可以继发于正常或异常妊娠之后。继发于葡萄胎者绝大多数在葡萄胎清宫后1年以上发病，继发于流产或足月产者约50%在1年以内发病。患者多为育龄妇女，也有少数发生于绝经后。其恶性程度极高，早期即可通过血行转移至全身，破坏组织或器官，引起猝死。随着诊断技术和化疗的发展，绒毛膜癌患者的预后得到较大改善。病理检查癌肿常位于子宫肌层内，与周围组织界限清楚，组织软而脆，伴出血、坏死。镜下见滋养细胞高度增生，周围大片出血、坏死，但无完整绒毛结构。

二、护理评估

(一)病史

患者在一年内有葡萄胎病史，或既往有流产和足月产病史。应详细询问患者有无葡萄胎清宫史，清宫时间、水泡大小、吸出物的病理结果，清宫后阴道流血情况，是否做过化疗，化疗的方案及复查情况，既往妊娠情况等。

(二)身体状况

1.原发灶表现

(1)阴道流血：是最主要症状，常表现在葡萄胎、流产、足月产后阴道不规则出血，可由子宫病灶侵蚀血管或阴道转移结节破溃引起。流血不规则，量多少也不定。由于绒毛膜促性腺激素的作用，可能引起闭经。

(2)腹痛：常因癌细胞侵入子宫或宫腔内积血而致，若肿瘤组织穿破子宫，可引起急性腹痛和腹腔内出血症状。黄素化囊肿扭转或破裂时也可出现急性腹痛。

(3)盆腔肿块：因子宫内病灶使子宫增大，宫旁阔韧带血肿或卵巢黄素化囊肿均使盆腔出现占位，患者往往主诉下腹部自觉包块。

(4)假孕症状：由于肿瘤分泌绒毛膜促性腺激素、雌激素、孕激素所致。表现为乳房增大，乳头、乳晕着色，外阴、阴道、宫颈着色，生殖道变软等症状。

2.转移灶的症状

与侵蚀性葡萄胎症状相似，只是更为严重。转移常继发于肺转移之后，是致死的主要原因。

(三)心理社会状况

患者多是已出现转移症状时才做出绒癌的诊断。此时患者病情严重，情绪极不稳定，家属和患者陷入极度的恐惧中，担心死亡会随时到来。随着化疗药物的应用，一些症状会得到一定程度的缓解，但随后患者又会对能否承受化疗的副作用和经济压力产生焦虑。特别是对于行子宫切除术患者来说，无法再生育成为心头极大的压力，一直会伴随患者的整个入院治疗过程。这些不良情绪会影响患者的饮食和睡眠，进而影响治疗效果。

(四)辅助检查

组织学检查：在送检的标本中仅见分化不良的滋养细胞及出血坏死，未见绒毛结构。

(五)治疗原则

以化疗为主，但对于有出血、感染等并发症的患者或需要切除残存或耐药病灶仍需选用手术治疗。对肝、脑有转移的重症患者，除以上治疗外，可加用放射治疗。

三、护理诊断/问题

1.恐惧与焦虑

与病情恶化面对死亡有关。

2.个人应对无效

无力解决疾病和治疗而带来的一系列问题。

3.有体液不足的危险

与食欲下降和化疗所致的副作用有关。

4.有围手术期损伤的危险

与食欲下降和化疗所致的副作用有关。

四、护理目标

(1)患者与家属能够一起面对疾病，配合治疗。

(2)患者能够得到家人、朋友、同事和医护人员各个方面的支持，能够与患者一起承担疾病所带来的问题。

(3)避免围手术期的体液失衡和手术所造成的损伤。

五、护理措施

1.心理护理

通过与患者的交流，使其能够认识自身的价值，看到生的希望。加入到为其他患者提供咨询和服务的队伍中，转移其焦虑和恐惧的情绪。

2.其他护理措施

同侵蚀性葡萄胎的护理。

六、护理评价

(1)患者能够很好地完成角色转变，绝望的行为消退。

(2)患者与家属一起应对疾病和化疗带来的种种不适。

(3)患者平安度过围手术期，没出现体液失衡与损伤。

第七节　化疗患者的护理

一、概述

妊娠滋养细胞肿瘤是对化疗最为敏感的肿瘤，因此化疗是首选的治疗方案。

(一)化疗药物的作用机制

化疗药物可以通过以下几方面达到杀灭肿瘤细胞的作用：①影响脱氧核糖核酸的合成；②直接干扰核糖核酸的复制；③干扰转录、抑制信使核糖核酸的合成；④防止纺锤丝的形成及防止蛋白质的合成。

(二)常用药物种类

1.抗代谢药物

能干扰核酸代谢,导致肿瘤死亡。常用的有甲氨蝶呤及氟尿嘧啶。甲氨蝶呤为抗叶酸药,经口服、肌内和静脉给药。氟尿嘧啶需经静脉给药。

2.抗肿瘤植物药

同属细胞周期特异性药物,主要有长春碱和长春新碱,一般经静脉给药。

3.烷化剂

细胞周期非特异性药物。临床常用的有环磷酰胺。以静脉给药为主。

4.抗肿瘤抗生素

同属细胞周期非特异性药物,是由微生物产生的具有抗肿瘤活性的化学物质。常用的有放线菌素 D(更生霉素)。

(三)化疗药物的主要毒副作用

1.骨髓抑制

主要表现为外周血白细胞和血小板计数减少,服药期间细胞计数虽有下降,在停药后14d 多可自然恢复。

2.消化道反应

常见恶心、呕吐,多在用药后 2～3d 开始,5～6d 最为严重,停药后可逐步好转。呕吐剧烈可致水、电解质紊乱,患者可出现腹胀、乏力和痉挛等。还有的患者会出现消化道溃疡,以口腔溃疡为明显,多在用药后 7～8d 出现,停药后自然恢复。

3.神经系统损害

长春新碱对神经系统有毒性作用,患者可有指、趾端麻木、复视等症状。

4.肝肾功能损害

患者会表现为药物中毒性肝炎和泌尿系统的损伤。在应用顺铂、甲氨蝶呤对肾脏有一定毒性的药物时,应在肾功能正常时才可使用。

5.脱发和皮疹

脱发最常见于应用放线菌素 D 者,停药后可生长。甲氨蝶呤可引发皮疹,严重者可致剥脱性皮炎。

(四)用药方法

主要有单一药物化疗和联合用药化疗两种。单一药物化疗可采用 MTX(甲氨蝶呤)、MTX+CF(四氢叶酸)、KSM(放线菌素 D)或 5-Fu(氟尿嘧啶);联合化疗方案可采用 5-Fu+KSM、EMA-CO 或 CO 方案。联合用药时,要避免药物作用拮抗或相互限制。所以在设计化疗方案时,充分考虑如何使药物作用互相配合、用药的先后、剂量的大小、时间的长短等,才能提高疗效,减低毒副作用,从而提高治愈率。

二、化疗前护理

(一)护理评估

1. 病史

采集患者月经史、生育史、本次就诊的主要不适，过敏史、既往史、家族史、遗传史等，阅读各种化验报告。

2. 身体状况

测量生命体征、体重，了解意识状态、发育、营养等一般情况，对于患者的饮食习惯、睡眠形态、排泄状态、有无梳洗清洁的能力进行详细的护理体检，为制订护理计划提出依据。

3. 心理社会状况

当患者被告之患有肿瘤并且需要行化疗时，由于对癌症和化疗的片面认识，往往会陷入巨大的恐惧之中，随后因对自己生命、家人和工作的眷恋同意接受化疗，但马上又会被化疗所带来的种种问题所困扰。未生育的夫妇担心今后的生育问题。患者此时常常寝食难安，处于巨大的情绪波动中。

4. 辅助检查

(1)尽早配合完成血尿常规、肝肾功能、心电图及胸部摄片等化疗前的常规检查。

(2)及时了解各项化验报告，若白细胞计数低于 $4.0×10^9/L$，血小板低于 $5.0×10^9/L$，尿常规、肝肾功能、心电图、胸片异常，应及时通知医生，考虑推迟用药。

(二)可能的护理诊断及合作性问题

1. 焦虑恐惧

与疾病的长期折磨、对环境的不适应，家庭经济负担重和担心手术影响生理功能有关。

2. 睡眠形态紊乱

受环境改变、护理操作、灯光、噪音等影响，还可能与焦虑恐慌有关。

3. 营养不良

与阴道流血和情绪波动、影响食欲有关。

(三)护理目标

(1)患者通过对疾病的了解能减轻焦虑、恐惧心理。

(2)患者的情绪趋于稳定，学会诱导睡眠的技巧，提高睡眠质量。

(3)患者能设法增加摄入营养物质的品种和数量。

(四)护理措施

1. 心理护理

主动与患者交谈，让患者倾诉心里的疑虑和担忧，介绍同种疾病的患者相互认识、共同了解疾病的治疗经过以及可能出现的问题。向患者解释化疗前做各项检查的必要性。介绍已治愈的病例，让患者看到希望，增加治疗疾病的信心。

2. 宣传化疗护理常识

(1)根据患者和家属的理解程度，让他们简单了解一些化疗药物的常识，如什么样的药物需要避光、为什么要调节滴速以及做药物水化和观察尿量的重要性。

(2)让患者和家属学会早期识别化疗药的中毒症状以协助早期发现不良反应。

(3)告诉患者和家属坚持进食的重要性，掌握适合化疗期间的饮食并想方设法保证为患者提供。

(4)让患者知道化疗后会造成毛发脱落，在进行化疗前，为患者推荐相适应的假发和眉笔。患者还应知道化疗药物的剂量是以体重计算的，故测体重时需尽量减少衣着、保持空腹和排空大小便。

(五)护理评价

(1)患者接受患病的事实，情绪稳定。

(2)患者的睡眠和精神状况有所改善。

(3)患者的面色及血红蛋白有所改善。

三、化疗时的护理

(一)护理评估

1. 病史

了解总体和本次治疗的化疗方案，阅读各项化验报告。

2. 身体状况

测量生命体征、体重；了解每天进食总量、睡眠时间和质量、大小便情况、呕吐物的性状和呕吐时间；检查口腔黏膜。

3. 心理社会状况

虽然患者在化疗前对化疗有一定的了解和心理准备，但真正进入到化疗阶段，亲身感受到化疗所带来的痛苦时，仍有许多患者难以接受，甚至打算放弃治疗。这时要和患者保持密切的联系，了解患者的思想动态和心理变化，知晓患者的三餐进食情况和化疗所带来的不良反应。

4. 辅助检查

一般每天或隔天检查白细胞计数，如低于 $3.0×10^9/L$，立即汇报医生，暂停当天的化疗。

(二)可能的护理诊断及合作性问题

1. 营养不良

与不能坚持少量多餐的进食方法或家属没时间烹调特殊的饮食有关。

2. 舒适的改变

胃肠不适与化疗所致的恶心、呕吐、腹痛、腹泻和便秘等有关。

3. 有中毒或局部组织坏死的危险

与化疗药物使用不当有关。

4. 潜在并发症：感染

与化疗致机体免疫力下降有关。

5. 口腔黏膜受损

与化疗药物的不良反应有关。

(三)护理目标

(1)患者每天能获得特殊的饮食，保持血红蛋白在正常的范围内。

(2)患者食欲增加、摄入量增加，顺利度过治疗期。

(3)正确使用化疗药物,将药物的不良反应降到最低。

(4)维持白细胞计数高于 $3.0×10^9/L$,血小板 $0.5×10^{11}/L$ 以上,无感染。

(5)患者口腔清洁卫生,痛苦减轻。

(四)护理措施

1. 心理护理

鼓励患者说出对化疗的心理和身体上的感受,从生活的各个方面为患者提供帮助。告诉患者所有的不适都是暂时的,增强其战胜疾病的信心及克服困难的斗志。

2. 饮食护理

必须依据化疗患者的饮食原则,避免吃油腻的、甜的食品,以低脂、软质、稀薄的食品为宜,少量多餐,即每次进食量以不吐为度,间隔时间以下次进食时不吐为准。在患者消化道反应严重阶段多照顾患者的饮食习惯,烹调适合患者口味的食品,改善患者的食欲,增加营养摄入量。创造良好的进餐条件,如:整理床旁杂物,协助患者饭前洗手、漱口,帮助患者起身或高斜坡卧位,不能自行进餐者需主动帮忙。

3. 止吐护理

尽量设法制止恶心、呕吐的发生,可以在傍晚给药,使早、午餐不受影响。严重呕吐者可在化疗前 0.5~1h 和化疗后 4~6h 给止吐药。对于呕吐后能重新进食的患者应给予鼓励,不要依赖静脉补液,以免药物排泄过快,影响疗效。

4. 正确使用化疗药物

准确测量体重在用药前及疗程过半时各测体重一次,以便计算和调整药量。腹腔内化疗时应注意变动体位,增强效果。

5. 保护血管

执行长期补液选择静脉血管的原则。

(1)对于血管条件不好患者在穿刺前用温水浸泡四肢末端,扩张血管,以利穿刺成功。

(2)选取较大的静脉血管,先用装有生理盐水的注射器穿刺,证实穿刺成功后,再连接化疗药推注,以免穿刺失败化疗药物引起血管外组织坏死。

(3)推注药物时应边推注边回抽,以保证化疗药始终在血管里。化疗药推注完毕,再连接生理盐水注射器,将剩余的生理盐水推注完毕,以降低穿刺部位拔针后的残留药液浓度,起到保护穿刺部位血管的作用。

(4)一旦怀疑药物外溢,应重新穿刺,以免损伤血管,同时立即用生理盐水和10%硫代硫酸钠局部皮下注射加以稀释,并用冰袋冷敷。

6. 掌握化疗药物的特性

在静脉化疗用药中,应根据不同药物的不同特性相应处理,以发挥药物的最大疗效及减少副作用。

(1)顺铂、放线菌素 D 等药物需避光滴注,应选用避光输液器在输液瓶上套上避光套。

(2)环磷酰胺等药物需快速进入,应选用静脉推注。

(3)氟尿嘧啶、阿霉素等药物需慢速进入,最好使用静脉注射泵或静脉输液泵用药。

(4)依托泊苷类药物对肾脏损害特别严重,需在滴注前、后给 5%葡萄糖盐水 500~1000mL 水化,同时鼓励患者多饮水并监测尿量,要保持尿量>2500mL/d。

7. 口腔护理

因化疗药物对口腔黏膜损伤较重,做好口腔护理是重要的护理措施之一。

(1)保持口腔清洁,每次进食前后用复方硼砂溶液或1:5000氯己定溶液漱口,嘱患者每次饭后和睡前用软毛牙刷刷牙。

(2)给予与室温相同温度的流质、软食或特别饮食,不宜吃辛辣等刺激性食物。

(3)鼓励患者多说话、勤饮水促进咽部活动,减少咽部溃疡引起的充血水肿。

(4)有龋齿和牙龈病者化疗前应请口腔科医生会诊处理,以免在化疗中接受免疫抑制剂引起败血症。

(5)口腔有痂皮和碎屑在舌面、腭部积存时可用等量过氧化氢、生理盐水溶液松解,每1～2h一次,用后生理盐水漱口。

(6)经常出现真菌感染者,用1%～4%碳酸氢钠液漱口预防,每日4次,用后生理盐水漱口。一旦疑有真菌感染立即用抗真菌含漱剂漱口。

(7)为减轻疼痛,增进食欲,可在进餐前15～30min用0.5%丁卡因溶液加庆大霉素喷雾或冰硼蜜剂涂敷在溃疡面。

8. 严密观察

经常巡视患者,观察患者出现的各种不良反应。

(1)给呕吐、腹泻的患者及时清除排泄物,清洁皮肤,必要时更换衣被。

(2)一旦出现严重呕吐、腹泻3～5次/d或有血性黏液便、不自觉的鼻出血、血尿、指(趾)端麻木和复视等情况时应立即汇报医生处理,严重时要立即停止化疗。

(3)出现皮肤色素沉着,局部注射处红肿、脱发等现象时,可以坚持化疗。

(4)应用对肾功能有损害的药物时,需记录24h尿量。

(五)护理评价

(1)患者食欲或摄入量能基本维持正常。

(2)无体液失衡的表现。

(3)无黄疸、肝大、蛋白尿、少尿等肝肾功能受损反应。

(4)手臂穿刺部位无药液渗漏及所致的局部组织坏死。

(5)患者口腔无炎症或真菌感染。

四、化疗后的护理

(一)护理评估

1. 病史

了解本次化疗的方案、阅读化疗期间的病程记录、护理记录及各项化验报告。

2. 身体状况

监测生命体征,化疗后每天饮食状况,是否继续有呕吐,呕吐的时间和性状,睡眠时间和质量,大小便次数和性状。检查口腔黏膜有无炎症和溃疡、皮肤是否有皮疹等药物反应体征。询问是否感到特别乏力、头晕,有无牙龈出血、鼻出血等自发性出血症状,阅读化疗后的血尿常规、肝肾功能、血清电解质、心电图、肿瘤标志物等化验报告。

3.心理社会状况

由于化疗的副作用具有迟缓性，许多患者在化疗结束后还要面临呕吐、疲劳、头晕和厌食，这使患者丧失与疾病斗争的决心。同时患者真正面对脱发时，一时又难以接受，不能以一颗平常心回归社会。愿意将自己封闭起来，怀疑治愈疾病的可能性。

4.辅助检查

密切观察血常规的变化趋势，检查血清电解质、肝肾功能、心电图、肿瘤标志物等。

(二)可能的护理诊断及合作性问题

1.自我形象紊乱

与化疗引起面部色素沉着和头发脱落有关。

2.焦虑和恐惧

与化疗所带来的痛苦难以承受以及对治疗效果的怀疑有关。

3.活动无耐力

与化疗引起的严重呕吐和能量摄入不足有关。

4.潜在并发症

感染。

(三)护理目标

(1)患者能够接受自己形象的改变，重新融入社会。

(2)通过化疗后肿瘤指标的变化增强治愈疾病的信心和对化疗的承受力。

(3)患者能按活动计划进行适当的活动。

(4)患者未出现严重感染。

(四)护理措施

(1)心理护理：了解患者对本次化疗的感受。鼓励其说出心理的担忧恐惧以及承受的痛苦。逐渐接受自己形象的改变，指导患者正确使用假发和眉笔，引导患有相同疾病的患者在一起相互交流，能够坦然接受别人的眼光，和其他人坦然地交谈。结合化疗前后肿瘤标志物检测报告的实例说明化疗的有效性，增强患者治愈疾病的信心。

(2)让患者和家属了解到即使化疗结束后，化疗药物仍会在血液中残留一段时间，其毒副作用仍会存在。患者还会出现呕吐、腹泻等消化道症状，自发性出血的表现也会持续一段时间。

(3)在消化道反应和口腔黏膜反应减轻后，可以开始补充大量的高蛋白食品。如果没有白细胞减少的症状，可在家属陪伴下到户外散步，活动量视耐受程度递增，以增强体质，提高免疫力，为战胜疾病和回归社会打下基础。

(4)化疗使白细胞计数大幅度下降、免疫力下降，容易引起上呼吸道感染。因此应告诉患者如何避免感染。如果患者出现乏力、头晕、全身酸痛症状应避免外出，在家休息。室内用米醋或酸性挥发性的消毒液，冬季每天 2～3 次开窗通风换气。一旦白细胞计数低于 $1.0\times10^9/L$，患者应住进隔离病房，尽量谢绝探视人员，入室人员包括医护人员和家属都须穿戴消毒口罩、帽子，更换隔离衣、鞋，接触患者前后消毒双手。遵医嘱输入白细胞浓缩液、血小板浓缩液或新鲜血液等。

(五)护理评价

(1)患者能以平和的心态接受自己形象的改变。

(2)患者相信疾病的可治愈性，能积极配合治疗。

(3)患者能逐渐改变自己的活动耐力，有序安排日常活动。

(4)患者在化疗过程中未出现严重的感染，病情好转或治愈。

第八节　妇科急诊患者的护理

一、常见急腹症

(一)临床特点

急性下腹痛为妇科急腹症的共同特征，一般还可伴有阴道流血或发热，甚至休克。根据其腹痛的性质可分为阵发性、持续性、持续性伴阵发性加剧。持续性下腹痛多为盆腔炎性物质对腹膜的刺激所致，并可伴有畏寒发热，见于急性盆腔炎，急性输卵管炎。经期阵发性下腹痛多为子宫收缩所致，见于子宫黏膜下肌瘤，并有经量过多，经期延长。持续性伴阵发性加剧的下腹痛初起时为单侧，常突然发作，随着病情进展，腹腔内出血增加时，可出现上腹痛，甚至全腹痛，似刀割或撕裂样疼痛，同时伴有恶心呕吐；腹腔内出血刺激膈肌引起肩胛部反射性疼痛；当腹腔血液积聚于子宫直肠陷凹内，还可产生肛门坠胀和排便感，常见于宫外孕。但临床上黄体囊肿破裂引起的腰痛极似宫外孕的症状。典型的卵巢肿瘤蒂扭转发生时为剧烈痉挛性绞痛，向腰部放射，不能忍受，常伴有恶心呕吐，腹部检查有显著触痛，扭转后出现腹壁紧张，在腹壁上大多可能触及肿物，常见于一侧。

(二)救治原则

抗休克、抗感染、急诊手术治疗。急性腹腔内出血所致失血性休克时应立即抗休克治疗，同时做好紧急手术准备。术前给予大量输液、输血，根据病情的需要尽快行急诊手术治疗。如合并感染所致的感染性休克时，应立即抗感染、扩容纠酸治疗。

(三)护理评估

1.病史

(1)起病情况：①询问患者有无停经史和反复流产病史，有无早孕反应，过去有无盆腔炎症、腹部手术，输卵管发炎等疾病发生；②腹痛的发生有无诱因，如突然变换体位，易使卵巢肿瘤发生蒂扭转；③有无服药史及过敏史；④腹痛的部位、性质及程度，是否突然发生，如剧烈的下腹痛后，是否逐渐加重成为持续性腹痛等。

(2)阴道出血的量及性状：根据会阴垫估计出血量评估阴道出血。如宫外孕时常为不规则点滴出血，颜色呈暗红色，持续时间较长，排出物有蜕膜组织或管型；绒毛膜癌常于产后或流产后，尤其在葡萄胎排空后，出现不规则的阴道流血，出血量多少不定，大出血时可导致休克。

2.身心状况

(1)生命体征：①体温一般正常，休克时可略稍低，腹腔出血的吸收可略高，但<38℃；如合并感染时可出现高热，达39～40℃；②腹腔内出血较多时，患者呈贫血貌。表现为面

色苍白，头晕眼花，恶心呕吐，出冷汗，四肢冰凉，脉快而细速，血压下降等休克表现(因腹腔内急性出血及疼痛而引起)。休克与外出血量不成比例。

(2)腹部检查：下腹部有明显压痛及反跳痛，以病变侧为重，出血量多时叩诊有移动性浊音。腹部触诊时应注意有无包块及其部位、可动性、形态硬度，从而辨别其性质，如卵巢肿瘤、妊娠子宫均可触及包块。

(3)妇科检查：有无紫蓝色结节，后穹窿是否饱满，有无触痛，向上及左右推动子宫是否可引起剧痛(即子宫颈举痛)，是否由于加重对腹膜刺激所致。根据病情需要时可做腹腔镜诊治。

(4)心理反应：对突发产生的急性腹痛常使患者呈现出痛苦面容，表现极度烦躁不安，患者及家属对疾病的预后也产生恐惧感，并迫切期待尽早实施有效的方法减轻腹痛、手术能成功。

3.辅助检查

(1)阴道后穹窿穿刺：是一种简单可靠的诊断方法。抽出不凝固血液常为宫外孕；抽出渗出液或脓性液为急性输卵管炎或输卵管脓肿；抽出血性液为黄体囊肿破裂。

(2)超声波检查：病情允许搬动的情况下可护送行B超检查进一步确诊。

(3)实验室检查：①妊娠试验：可作为妊娠、异位妊娠、绒毛膜癌诊断的依据之一。对于急诊患者常采用酶联免疫法测定尿、血β-HCG，此方法简便快速。β-HCG阴性一般可以排除宫外孕，β-HCG阳性则需鉴别是宫内妊娠或异位妊娠。一般来说，葡萄胎清除后84～100d β-HCG值降至正常，人工流产和自然流产后分别约需19～30d，足月妊娠分娩后为12d，而异位妊娠为8～9d。若超过上述时间，β-HCG值仍持续上升，结合临床情况，可考虑绒毛膜癌及侵蚀性葡萄胎；②血常规测定：急性盆腔炎症时，白细胞计数均升高，当出现腹腔内出血时常有红细胞、血红蛋白、血比容下降。

(四)护理诊断/问题

1.疼痛

与宫外孕、黄体囊肿破裂、子宫收缩及盆腔炎症有关。

2.组织灌注不足

与腹腔内急性出血、炎性感染有关。

3.自理能力缺陷

与疾病所致疼痛程度及手术有关。

4.恐惧

与疾病对生命的威胁及手术有关。

5.知识缺乏

缺乏对有关疾病的了解及健康教育知识。

(五)护理预期目标

(1)患者能叙述疼痛减轻，舒适感增加。

(2)患者能表达生命体征平稳的表现。

(3)患者能照顾自身及摄取均衡的营养。

(4)患者能叙述心理上和生理上的舒适感增加。

(5)患者能叙述及了解相关疾病的注意事项。

(六)护理措施

1.急救护理

护理人员应视急腹症为一种紧急状况,原则是尽早发现,及早处理。根据急诊抢救程序实施,做到分秒必争,防止延误病情和抢救。

(1)询问病史:仔细评估患者的生命体征,应用床旁心电、血压监测仪监护。每30～60min记录生命体征并保持其连续性。

(2)及时完成实验室的检查项目:如静脉采集常规血标本(血常规、出血凝血时间、电解质)、定血型、交叉合血、备血等。

(3)快速建立静脉通道:采用静脉留置针,必要时采取双管输液。根据病情需要,遵医嘱给予成分输血。

(4)如有休克采取中凹卧位:头和躯干约抬高10°,下肢(床脚)抬高约20°,此体位可使膈肌和腹腔脏器下移,有利于气体交换,增加回心血量,改善组织的血液灌注。

(5)给氧吸入:休克患者常伴有不同程度的缺氧(轻度缺氧予1～2L/min,中度缺氧予2～4L/min,重度缺氧予4～6L/min)。

2.一般护理

严密观察病情变化,专人护理,详细记录,及早确诊,以便采取相应措施。

(1)对诊断不明者,禁用止痛药,以免影响观察病情。

(2)嘱患者绝对卧床休息。勿搬动和按压下腹部;尽量减少改变体位和增加腹压的动作,如咳嗽,用力大便等。

(3)经常询问患者腹痛情况,并注意观察患者面色、血压、脉搏、呼吸、尿量,及早发现休克。

(4)观察阴道排出物的量及其性质。指导患者留下用过的会阴垫或棉垫以便评估出血量及其性质,同时指导在床上使用便器,注意会阴卫生。

(5)按发热常规测量体温,定时检查血常规,如有体温升高、白细胞计数增加等感染征象时须及时报告医生,遵医嘱使用抗生素。

(6)根据病情及时调节输液速度,合理安排输入药物的先后顺序,维持体液平衡。

(7)介绍术后饮食。6h进内禁食,以免因麻醉影响而导致患者恶心、呕吐。6h后给易消化的流质饮食,禁食奶、糖类食物,因奶、糖饮食在吸收过程中分解产气可加重肠胀气。肠蠕动恢复后,应摄入高热量、高蛋白的饮食,以促进伤口痊愈。

(8)术后6h给予半卧位,有利于患者呼吸,可减少腹部张力。

3.心理护理

协助患者积极配合手术治疗,提高手术成功率。

(1)护理人员尽量用语言和非语言的沟通技巧与患者及其家属建立良好的关系,耐心向患者解释病情及治疗计划,消除患者的紧张和顾虑,解释手术治疗的必要性及其预后和对未来怀孕的影响;讲解手术麻醉、手术过程及术前术后的注意事项。

(2)鼓励患者及其家属说出心中的恐惧、担忧,让其家属提出有关病情的问题,护理人员必须认真倾听。

4.健康教育

教导患者学会自我照顾，使患者得到全面康复。

(1)教会家属给患者食物的选择和搭配，以保持大便通畅。

(2)鼓励及协助患者早期床上活动或尽早下床活动，可促进血液循环，防止粘连，促进食欲，有利于身体康复。

(3)如留置导尿管时，按常规方法更换尿袋及导尿管。同时保持外阴部清洁、干燥，每天擦洗外阴 2 次，以防止泌尿系感染。

(七)出院指导

(1)如何正确使用有效的避孕方法，术后 3 个月禁房事，1 个月后复查。

(2)如有出血、腹痛、发热时，应及时来医院随诊。

二、妇科外伤

(一)概述

妇科外伤在临床急诊中常见的有外伤所致的外阴阴道损伤和血肿、性行为所致损伤、强奸、性虐待所致的损伤。受伤者的会阴、阴道常可出现不同程度的裂伤或血肿，伴有疼痛或剧痛，出血或大量出血，甚至休克。因此，急诊护士必须认真评估受伤者的病史、体征，尽快配合医生给予积极治疗、护理，做好清创缝合或急诊手术准备。防止延误或加重病情。

(二)病因

1.外伤所致的外阴阴道损伤和血肿

由意外事件所造成，当妇女骑车、跨越栏杆或坐骑、 或突然从高处跌下，外阴、会阴恰巧骑触在突起尖物或硬物上,(如木棒、竹竿、石块等)导致外阴裂伤或血肿。

2.性行为所致的外伤

(1)正常夫妇性行为所致的裂伤：如哺乳期阴道黏膜脆弱；夫妇缺乏技巧而暴力性交；产后或阴道手术修补术后，缝合过紧或瘢痕。

(2)新婚处女膜会阴裂伤：如双方缺乏性知识；双方对生殖器的位置不明确；女方有恐怖心理，反抗对方或不配合；男方过于激动粗暴或暴力强迫。

(3)更年期性交阴道会阴乃至肛肠裂伤：因更年期妇女的雌激素水平低下；阴道黏液及腺体分泌物减少；阴道壁弹性降低且组织脆弱；阴道皱襞萎缩。

3.强奸、性虐待所致的裂伤

(1)外阴阴道裂伤：如违背妇女本人的意愿，采取暴力威胁或其他手段强行与妇女性交，或诱骗年幼无知的少女软硬兼施、以物质金钱作诱饵达到奸淫目的。

(2)尿道前庭裂伤：如强行或暴力下的性交或幼女生殖器发育尚不完善或老年妇女阴道萎缩。也有因抵抗不合作者。

(三)病理机制

外生殖器富有脂肪和血管，特别是静脉；组织较松软。损伤处于血管稠密部位，如处女膜底、会阴、小阴唇、阴蒂脚、前庭球，虽轻微受伤亦有严重出血。

初次性交时处女膜遭受冲击，由于外阴狭小、组织紧密，都会发生破裂。阴道入口与阴道穹窿部亦会受到损伤，前者发生于强奸或第一次性交，后者见于多次性交或已生育过的妇女。阴道上下段都破裂是先有破裂点，而后破裂被扩大所致。破裂的部位一般以穹窿部最多，特别是后穹窿，并且右侧多见。Dickinson 认为阴道上部除侧壁有结缔组织束构成阔韧带的基底部外，毫无其他支持物，而右穹窿较左穹窿为大，因此龟头常纳入右穹窿，性交时伸展度较大，故易造成右穹窿的破裂。阴道裂伤后周围组织不能起压迫作用，故虽无较大的血管，亦能发生大量的出血。阴道裂伤程度一般较浅，但严重者亦可穿破腹膜，引起腹腔内出血或小肠自裂口脱出，或裂口延至尿道、膀胱或直肠；女孩或未成熟女子特别容易造成严重破裂。

(四)临床特点

妇科外伤的共同特点是患处出现疼痛或剧烈疼痛、出血、重症者可发生休克。

外伤所致的外阴阴道损伤：除可引起外阴裂伤或血肿外还可刺伤阴道，导致阴道裂伤、出血、血肿等，重者可刺伤尿道、膀胱、直肠或穿入腹腔引起内脏的损伤。如伤及阴蒂或深入至阴道穹窿部可发生大量出血，甚至休克死亡。

性行为所致的损伤：常发生于后穹窿，多环绕子宫颈，也有从处女膜开始，通过会阴部皮肤，延伸至直肠发生严重的直肠阴道裂伤、有时还可伤及肛门括约肌。由于阴道壁组织松软、损伤后流血不易停止，常待出血持续不停后再送医院。如初次出血未及时治疗，可继发感染，严重的引起腹膜炎或败血症。

强奸、性虐待所致的损伤：除外阴阴道裂伤还伴有尿频、尿急、或排尿困难、阴道炎，如处女膜过度裂伤可引起大量出血或休克。甚至引起外阴部包括处女膜、会阴、阴道、肛门的广泛撕裂伤。

(五)救治原则

迅速清创缝合、有效的止血、纠正失血性休克、控制感染。

(六)护理评估

1. 病史

(1)询问患者有无外伤史、性交史或遭遇其他暴力、威胁手段的强行性交。

(2)受伤者患处的疼痛性质、伤及部位是否广泛、出血量多少、有无伴随症状发生。注意全身及其他器官的情况，了解有无同时受伤或有无其他急性或慢性疾病如发热、血液病、肝病。

2. 身心状况

(1)生命体征：一般情况下为正常，如伴有炎症时体温可升高；伴有失血性休克时，面色苍白、脉搏增快、血压降低。

(2)局部评估：详细检查外阴阴道受伤部位及损伤程度，如外伤所致的外阴阴道损伤检查可见外阴皮肤或阴道黏膜裂开出血，大小阴唇皮下及阴道黏膜下可见血肿，外表呈紫蓝色、发亮、张力高、触痛明显；性行为所致的外伤局部可见不同形态、不同程度的损伤，行阴道窥镜检查时可见阴道壁或后穹窿处有"一字行"或"新月行"伤口；遭暴力或威逼的强奸可见阴道有严重的撕裂伤或阴蒂、尿道前庭损伤。

(3)全身评估：被强奸、性虐待妇女常因抵抗造成身体各部损伤，如头面部打击伤，口周捂痕，唇黏膜破损，颈部的指甲抓痕或绳索勒沟，乳房抓伤，手腕和肘部的擦伤或捆绑伤等。

(4)心理反应：受伤者无论是外伤所致的外阴阴道裂伤、还是性行为及性虐待、强奸所致的损伤，她们都很不好意思，难以启齿，即使是已婚者也会出于自尊而羞怯。强奸受害者的精神创伤更为突出，面子难堪，怕见人，怕感染性病，怕怀孕，怕愧对丈夫，怕丈夫离去，未婚受害者则怕将来找不到对象等。

(5)辅助检查：①实验室检查：根据病情需要测定血常规、血红蛋白、红细胞比容；②必要时进行盆腔 X 线摄片，检查有无骨折或行肛门、直肠探查。

(七)护理诊断/问题

1. 疼痛

与外阴阴道裂伤、阴蒂或尿道前庭损伤及处女膜破裂有关。

2. 组织灌注不足

与外阴阴道裂伤的程度及阴蒂、尿道前庭损伤出血的程度有关。

3. 性生活形态改变

与阴道裂伤及疼痛有关。

4. 尿潴留

与会阴伤口疼痛，排尿恐惧有关。

5. 有伤口感染的危险

与阴道裂伤及阴道分泌物排泄、留置尿管有关。

6. 焦虑

与强奸、性虐待、个体健康受到威胁有关。

(八)护理预期目标

(1)患者能叙述疼痛减轻，舒适感增加。

(2)患者能很好地配合治疗，无休克发生。

(3)患者能过正常性生活。

(4)患者能自解小便，无感染发生。

(5)患者焦虑有所减轻，生理和心理上的舒适感有所增加。

(九)护理措施

1. 急救护理

(1)安置患者于单间病房，根据病情需要给予床旁心电、血压监测。

(2)遵医嘱采集常规血标本送检。(如血常规、定血型、交叉配血)快速建立静脉通道。备好清创缝合包、急救药，协助医生做好清创缝合术。

(3)给予无菌导尿并留置导尿管，定时开放。如阴道前壁撕裂伤处近尿道口，应于缝合前放置导尿管，防止尿道闭合。

(4)遵医嘱按时使用抗生素、破伤风抗毒素或抗休克处理。

2. 一般护理

(1)嘱患者卧病床休息，注意观察伤口缝合处有无渗血、或出血。如发现异常，及时通知医生。如血肿小，可加压止血，24h 内冷敷，24h 后改用热敷或超短波、远红外线，必要时还可用 50%硫酸镁湿热敷，促进血肿吸收。

(2)保持会阴部清洁、干燥，促进伤口早期愈合。可予以 1：5000 高锰酸钾液擦洗会阴，每天冲洗 2 次。勤换内衣裤。伤口覆盖消毒纱布，用丁字带固定。

(3)根据病情及时调节输液速度，维持体液平衡。

3. 心理护理

(1)理解患者，耐心倾听患者的诉说。

(2)向患者婉言说明焦虑情绪对身心健康和人际关系可产生不良影响。我们针对这些心态，应该亲切劝慰，说明性病、妊娠是可以积极防治的，一般不影响今后的健康和生育。丈夫和未来丈夫，如真爱你，则会同情你，更加爱你。鼓励受害者坚强起来，正确对待。

(3)帮助患者总结以往面对挫折的经验，探讨正确的应对方式。

4. 健康教育

(1)工作与生活中凡事应考虑周到，注意安全，以防意外事件发生。

(2)女性外出应注意结伴而行，学会保护自己。对未成年的幼女，应托付可信赖的人关照。

(3)宣传性生活知识，指导患者和有关人员阅读有关性教育的材料，尽量避免不当姿势性交或动作粗暴。

(4)夫妻性生活时，双方消除顾虑，排除焦急忧郁，尽力达到性和谐。

(5)中老年人纵情不纵欲，阴道如有慢性炎症，应及时治疗。

(6)术后禁止性生活，直至伤口完全愈合。

第九节 产科急诊患者的护理

一、妊娠剧吐

(一)概述

孕妇在妊娠4~6周开始出现不同程度的偏食、恶心、呕吐、头晕、疲倦称为早孕反应。因恶心呕吐多在清晨空腹时较严重，故又称为"晨吐"。早孕反应一般对生活与工作影响不大，不需特殊治疗，当持续妊娠10~12周后自然消失。少数孕妇早孕反应严重，出现反复剧烈呕吐、不能进食，导致脱水，体液失衡，严重影响身体健康。甚至威胁孕妇生命，称为妊娠剧吐。

(二)发病原因

病因尚不很清楚，可能与神经、内分泌因素有关，如早期妊娠时，绒毛膜促性腺素功能旺盛，胃酸分泌减少，胃蠕动减弱，植物神经系统功能失调，副交感神经兴奋。

(三)发病机制

1. 内分泌因素

(1)绒毛膜促性腺激素(HCG)：妊娠晨吐的出现及缓解与体内绒毛膜促性腺激素的上升与下降的时间相符合，在双胎及葡萄胎等绒毛膜促性腺激素分泌量较多的孕妇往往晨吐较重，葡萄胎患者中妊娠剧吐可高达26%，为正常孕妇的数十倍；凡此提示绒毛膜促性腺激素与本症密切相关。但症状的轻重，个体差异很大，不一定和绒毛膜促性腺激素含量成正比。

(2)促肾上腺皮质激素(ACTH)或肾上腺皮质激素：正常妊娠早孕时有肾上腺的增生及糖类皮质激素分泌增加，临床观察，Addison病患者中及去肾上腺的实验动物中晨吐者较常见，临床应用肾上腺皮质激素或 ACTH 治疗妊娠剧吐，也可获较好的疗效；凡此亦提示原发性或继发性肾上腺皮质功能低下与妊娠剧吐有关。

(3)促甲状腺激素(TSH)：甲状腺毒症常合并妊娠剧吐。妊娠剧吐患者中约 1/3 血清蛋白结合碘及 T₃ 树脂摄取试验(RT3U)增高，约 2/3 有高甲状腺素，并在数周内保守治疗妊娠剧吐过程中血中甲状腺素水平亦渐恢复正常，因而认为此种一过性甲亢与本症发病有关。

2. 精神因素

妊娠后，胎儿在子宫内的发育，子宫的内感受器受到持续的刺激，这些刺激也将持续地传入大脑中枢。当大脑皮层与皮质下中枢机能失调，或大脑皮层兴奋性降低，对皮质下中枢的抑制过程减弱时，乃产生植物神经功能失调，出现情绪不稳，精神负担过重。故某些神经脆弱的妇女，或体质较差者，易于发生妊娠剧吐。

3. 某些化学因素

如孕期前列腺素分泌增多，也可直接作用于呕吐中枢的化学受体而引起呕吐。

救治原则：镇静、止吐、禁食、补液。

及时的救治可使孕妇迅速恢复健康；如不采取积极措施，可导致孕妇死亡。其发生率约在 4%左右，极个别病例需采取终止妊娠措施。如：①持续重度肝、肾功能受损，临床有黄疸及(或)蛋白尿者；②体温持续＞38℃，卧床休息时心率仍持续＞120 次/min，终止妊娠后病情可迅速好转。

(四)护理评估

(1)询问患者的停经史、婚产史、月经史，有无内分泌疾病。

(2)恶心呕吐的程度及呕吐物的性状、颜色。

(3)身心状况：①生命体征：体温可升高，脉搏增快，呼吸急促，精神萎靡、消瘦、脱水、尿少，血压下降，甚至嗜睡、谵妄、抽搐、昏迷；②心理反应：孕妇多有性格脆弱、情绪不稳，既高兴又焦虑，尤其持续的恶心，频繁呕吐，不能进食，使孕妇及其家人感到束手无策，并期待给予有效地治疗与护理来减轻或解除妊娠反应，使其尽快恢复健康，有利胎儿的发育、生长。

(4)辅助检查

1)心电图检查：及时发现有无高、低血钾所致心律变化及心肌损害。

2)眼底检查：有无视网膜出血。

3)腹部检查：子宫增大，是否与停经时间相符。

4)实验室检查：①妊娠试验阳性；②血液检查血常规及血球比积有助于了解有无血液浓缩；血清钾、钠、氯、二氧化碳结合力或血气分析以判断有无电解质紊乱及酸碱失衡；肝、肾功能化验，包括胆红素、尿酸、尿素氮、肝酶、肌酐等；③尿液检查尿量渐减，比重增加，出现酮体，尿三胆可呈阳性。

(五)护理诊断/问题

1. 舒适改变

恶心呕吐，与妊娠期血中绒毛膜促性腺激素水平显著升高及精神紧张有关。

2. 体液不足

与剧烈呕吐，不能进食、进水有关。

3.活动无耐力

与反复呕吐和长期入量不足有关。

4.焦虑

与精神紧张，情绪不稳有关。

(六)护理预期目标

(1)患者能叙述恶心呕吐症状减轻，舒适感增加。

(2)患者能叙述生命体征平稳的表现。

(3)患者能保持良好的心态，消除焦虑感。

(七)护理措施

1.急救护理

(1)嘱患者卧床休息。仔细评估患者的生命体征，应用床旁心电、血压监测仪监护，每1～2h记录并保持其连续性。

(2)静脉采集血标本和留取尿标本。如抽血查血常规、红细胞比容、电解质、肝功能、肾功能、尿素氮、血气分析；尿标本查尿酮体，比重、尿蛋白、尿胆原。

(3)快速建立静脉通道，采用静脉留置针输液。补液量应根据丢失量酌情而定，一般每日总量3000mL。维持水、电解质平衡。

2.一般护理

(1)观察恶心呕吐的程度及呕吐物的性状及颜色，准确、及时记录出入量，便于及早发现异常，必要时通知医生给予处理。

(2)调整饮食：症状轻者可选择合乎口味的高热量低脂肪易消化的清淡饮食，少量多餐；重症呕吐者禁食2～3d，待病情好转后给予饮食(先流质，后普食)，并渐渐增加进食量，但要注意营养成分、食量及烹调方法。

3.心理护理

(1)鼓励患者及其家属说出心中的焦虑、担忧，让其家属提出有关病情的问题，护理人员必须认真倾听。

(2)帮助患者解除思想顾虑，使其保持情绪稳定。并告知患者剧吐一般在孕3个月左右好转，其不良心态可促使病情加重。

(3)协助身体清洁卫生：勤换衣裤、沐浴，及时做好口腔护理，防止口腔炎。

(4)保持大便通畅，必要时给予缓泻剂。

(5)病情持续恶化时，需行人工流产终止妊娠。

4.健康教育

(1)孕妇应定期复查。如称体重、测量血压及红细胞计数、血红蛋白素测定、尿蛋白、尿糖测定。

(2)孕期始终要保持良好的情绪，乐观的心理，和谐的家庭生活。如有心理上问题可通过心理咨询得到及时解决。

(3)增强生活自理能力，不过分依靠家人。

(4)给予合理的营养摄取，避免偏食。

二、子痫

子痫是妊娠高血压综合征症状发展的最严重的阶段，病情进展迅速，多系先兆子痫未及时治疗或治疗无效发展而成。常发生于妊娠 20 周以后，在出现高血压、蛋白尿、浮肿、头痛、视力障碍的基础上发生抽搐、昏迷。按子痫的发生时间，可分为产前、产时和产后子痫 3 种，其中以产前子痫为最常见，产时子痫次之，产后子痫最少。因此，对子痫的病情观察及有效地救治护理，是挽救患者生命的关键。护理人员必须加强护理监测，做好各项急救准备。

(一)救治原则

即刻控制抽搐，镇静、解痉、利尿、降压、消除脑水肿，降低颅内压，扩容控制感染，严密监测，必要时终止妊娠。

(二)护理评估

1.病史

详细询问患者孕前及妊娠 20 周前有无高血压、蛋白尿和水肿及抽搐等征象；既往病史中有无原发性高血压、慢性肾炎及糖尿病等；有无家族史，此次妊娠期间的自我症状，有无头痛、眼花、胸闷、恶心、呕吐等症状以及出现异常现象的时间。

2.身心状况

(1)生命体征：患者体温一般为正常，有时可升高。脉速而弱，为 120～140 次/min。血压急骤增高可达 24～26.6/13.3～18.6kPa(180～200/100～140mmHg)。呼吸急促，30～40 次/min。抽搐时意识丧失，瞳孔散大，抽搐后神志逐渐苏醒，如抽搐频繁，持续时间长。伴脑出血则可陷入深昏迷。

(2)病理性水肿：指水肿波及大腿或以上，经 6～8h 卧床休息不消退者或体重增长≥500g/周；分 4 度：Ⅰ度水肿局限在小腿以下(+)；Ⅱ度水肿局限在大腿以下(++)；Ⅲ度水肿波及腹壁、外阴(+++)；Ⅳ度全身性水肿、胸、腹水(++++)。

(3)心理反应：由于病情随时都可能危及产妇及胎儿的生命，其产妇及家人的心情表现为极度紧张、恐惧。并要求医护人员尽快采取措施缓解病情，保全产妇及胎儿的生命安全。

(4)辅助检查：①眼底检查：可反应病情的严重程度，对估计病情和决定处理均有重要意义。眼底的重要改变为视网膜小动脉痉挛,动静脉管径之比由正常的2：3变为1：2或1：4时，提示血管痉挛严重，有视网膜出血则提示可能并有脑出血存在；②CT 检查：根据病情需要可作头颅 CT 检查，便于发现脑水肿程度或颅内有无出血。出血量多少或血肿部位；③心电图检查：了解心肌缺氧损害程度以及电解质变化；④其他检查：包括 B 超、电子胎心的监护、胎盘功能检查等，可视病情而定。

(三)护理诊断/问题

1.有受伤的危险

与血压高、头晕、视力模糊伴意识改变有关。

2.清理呼吸道低效

与抽搐、昏迷有关。

3.体液过多

与妊娠后期下腔静脉受增大子宫压迫，血液回流受阻及妊高征引起肾功能受损，蛋白质丢失过多有关。

4.有胎儿受伤的危险

与妊高征子宫层及蜕膜其他部分血管发生急性动脉硬化，使其管径减小到正常妊娠的1/2，影响母体血流对胎儿的供应，如蜕膜坏死、胎盘后出血则可致胎盘早期剥离。

5.PC

与脑血压急骤增高而可能导致脑血管破裂出血有关。

6.体温升高

与脑水肿或缺氧有关。

7.知识缺乏

与以前未患过此病及新出现不健康问题有关。

8.恐惧

与对疾病的预后及母婴的生命威胁有关。

第十节 妊娠期高血压

一、疾病概要

妊娠期高血压是妊娠期特有的疾病。发生率在我国为9.4%。主要表现为高血压、蛋白尿等症状，重度患者伴有头痛、眼花，甚至抽搐、昏迷。本病严重威胁母婴健康，是引起孕产妇和围产儿死亡的主要原因。

1.影响因素

(1)好发因素：①精神过度紧张；②年轻初产妇或高龄初产妇；③有慢性高血压、肾炎、糖尿病等病史的孕妇；④营养不良者；⑤体型较胖，体重指数＞0.24者；⑥子宫张力过高者，如双胎、羊水过多等；⑦家族中有高血压病史；⑧寒冷季节或气温变化大时。

(2)胎盘浅着床：胎盘浅着床可能是孕早期母体和胎盘间免疫耐受发生改变，导致子宫螺旋小动脉生理重铸过程障碍，胎盘灌注减少，滋养细胞缺血，致滋养细胞功能受损和浅着床。临床上本病易发生于腹壁较紧的初产妇、多胎妊娠、羊水过多等，可能与发生胎盘浅着床有关。

(3)免疫学说：认为胎儿胎盘是具有半抗原性移植体，正常妊娠的维持，有赖于胎儿母体间免疫平衡的建立和稳定。这种免疫平衡一旦失调，即可导致特殊的排斥或变态反应，引起血管内皮细胞病变，从而发生该病。

(4)其他：近几年来，还认为本病与血管内皮受损、遗传因素、营养缺乏、胰岛素抵抗等因素有关。

2.病理

本病基本的病理生理变化是全身小动脉痉挛，全身各系统脏器血液灌注量减少，对母儿造成危害，甚至导致母儿死亡。由于小动脉痉挛，造成脉管狭窄，外周阻力增加，肾脏缺血，肾小球受损，通透性增加，体液和蛋白质渗漏，表现为血压升高、蛋白尿、水肿。全身各系统脏器因缺血、缺氧而受到不同程度的损害，胎盘供血不足，可致胎儿宫内生长发育迟缓（IUGR）。病情变化急剧时，可致胎死宫内，严重时胎盘小血管破裂，导致胎盘早剥；脑组织缺氧、水肿，严重时出血，出现头昏、头痛、恶心、呕吐，重者抽搐、昏迷，脑疝形成而致死亡；心肌缺血，可导致左心衰竭，继而发生肺水肿；肾脏受损，肾小球滤过率减少，出现尿少，导致水钠潴留，严重者出现肾衰竭；肝脏由于缺血，使血清谷丙转氨酶升高，出现黄疸表明病情严重，严重者肝实质缺血坏死、肝包膜下出血；血液系统可因血管壁渗透性增加，血液浓缩，红细胞比容增加，重症患者可致微血管病性溶血（又称 HELLP 综合征，主要表现溶血、肝脏酶升高及血小板减少）等。

3. 临床特点及处理原则

(1)临床特点：为高血压、水肿、蛋白尿，严重时出现头痛、眼花、胸闷、恶心、呕吐，甚至抽搐和昏迷。

(2)防治原则：解痉、降压、镇静、利尿、扩容，适时终止妊娠，预防并发症。

二、护理评估

1. 健康史

详细询问是否存在妊娠期高血压疾病的诱发因素，既往有无高血压、慢性肾病及糖尿病史；详细询问孕妇的自觉症状，胎儿生长情况等。

2. 身体状况

(1)血压：血压的高低与病情有直接关系。测血压时，要注意与基础血压比较。初测血压升高者，应休息 1h 再次测量。

(2)水肿：妊娠期高血压病出现水肿，可分为 4 级，用"+"表示。"+"：水肿局限在踝部、小腿；"++"：水肿延及大腿；"+++"：水肿延及腹部、外阴；"++++"：全身水肿或伴腹水。水肿不明显，但体重每周增加>0.5kg 的隐性水肿应重视。妊娠期因增大的子宫压迫下腔静脉，使血液回流受阻，引起水肿，营养不良性低蛋白血症及贫血也可引起水肿，应注意鉴别。孕妇体重突然增加每周超过 0.9kg，或每月增加超过 2.7kg 是子痫前期的信号。

(3)尿蛋白：取中段尿检验，凡 24h 尿液蛋白定量≥300mg 者为异常。尿蛋白量的多少直接反映肾血管痉挛的程度以及肾小管上皮细胞因缺氧致功能受损的程度。

(4)抽搐与昏迷：子痫前期患者在高血压、水肿、蛋白尿的基础上出现头痛、眼花、胸闷、呕吐、上腹不适。在此基础上出现抽搐、昏迷为子痫。若发生在临产前称产前子痫；若发生在分娩期称产时子痫，临床多见；若发生在产后 7d 内，特别是产后 24h 内称产后子痫。子痫抽搐进展迅速，前驱症状短暂，表现为抽搐、面部充血、口吐白沫、深昏迷；随之深部肌肉僵硬，很快发展成典型的全身高张阵挛惊厥，有节律的肌肉收缩和紧张，持续 1~1.5min，其间患者无呼吸动作。此后抽搐停止，呼吸恢复，但患者仍昏迷，最后意识恢复，但困倦、易激惹、烦躁。护士应特别注意抽搐发作时间、持续时间、间隔时间、发作状态及频率、神志表现，有无舌咬伤、窒息、摔伤、骨折、吸入性肺炎等。

3. 辅助检查

(1)血液检查：检查血常规，血细胞比容，血浆黏度，电解质，二氧化碳结合力，出、凝血时间，凝血酶原时间，血小板计数等。

(2)尿液检查：尿蛋白定量、定性检查、尿比重检查。

(3)肝、肾功能检查：谷丙转氨酶、血尿素氮、肌酐及尿酸等测定。

(4)眼底检查：正常动静脉管径比为2∶3。通过眼底检查若发现动静脉管径比为1∶2，甚至1∶4时，表示眼底小动脉痉挛，提示病情严重。严重时可致视网膜剥离，乃至失明。

(5)其他检查：胎盘功能、胎儿成熟度、B超、心电图、超声心动图等检查视病情需要而选择。

4.心理社会因素

孕妇得知血压升高后常表现出担心和焦虑，因怕胎儿受到损害而感到恐惧。此时家属会感到极为无助，求助医护人员以保证母子安全。也有孕妇及家属因对疾病缺乏认识，表现出淡漠、不重视，不按时产前检查，而使病情加重。

三、护理诊断及相关合作性问题

1.焦虑

与担心胎儿安全有关。

2.知识缺乏

与缺乏妊娠期高血压病的知识有关。

3.体液过度

与水钠潴留、低蛋白血症有关。

4.有受伤的危险

与发生子痫抽搐和昏迷有关。

5.潜在并发症

急性肾衰竭、胎盘早剥、子痫、脑出血。

四、护理目标

(1)孕妇焦虑得到缓解。

(2)孕妇了解孕期保健的重要性，积极配合产前检查和治疗。

(3)孕妇的水肿被正确评估和处理。

(4)孕妇受伤因素被及时评估和控制。

(5)并发症得到及时评估和控制。

五、护理措施

1.预防措施

(1)加强孕期健康教育：切实开展孕期卫生宣教，正确进行产前检查，使孕妇了解妊娠期高血压病对母儿的危害，做到自觉从早孕开始检查，发现异常，及时处理。

(2)正确指导孕妇的营养与休息：增加富含蛋白质、维生素、铁、钙和其他微量元素的食品，控制盐和脂肪的摄入。从妊娠20周起，每日补充钙剂2g，可降低该病的发生。

(3)翻身实验预测妊娠期高血压病：孕妇左侧卧位测血压直到稳定后，翻身仰卧5min再测血压。若仰卧位舒张压较左侧卧位≥20mmHg为阳性，提示孕妇有发生妊娠期高血压病的倾向。

2. 一般护理

(1)休息：轻度妊娠期高血压病孕妇在家休息，保证每天睡眠6~8h，以左侧卧位为宜。重度患者住院治疗，保持病室安静。必要时用镇静药物保证充分休息。

(2)加强营养：指导孕妇增加蛋白质、维生素、铁、钙等食物，减少盐和脂肪的摄入。

(3)教会孕妇自我监测：监测自觉症状(头痛、头晕、恶心等)，计胎动，指导家属学会听胎心。

(4)间断吸氧：可增加血氧含量，改善全身主要脏器和胎盘的氧供。

3. 病情监测

(1)监测生命体征：密切注意血压、脉搏、呼吸、体温。每天测记血压、脉搏、呼吸1次，每4h测记体温一次。随时观察和询问孕妇有无头晕、头痛、目眩等症状的出现。

(2)监测子痫表现：观察记录抽搐发作次数、持续时间、频率、神志表现。

(3)监测分娩征兆：观察有无宫缩、阴道流血、宫口扩张、胎先露下降等情况，监测胎心变化。

4. 急救护理

对子痫患者应做好以下护理措施：

(1)专人护理：详细记录病情观察和检查结果、液体出入量、治疗经过，为制订治疗方案提供依据。

(2)避免刺激：病室保持安静，光线宜暗，保持空气流通，避免一切外来刺激(声音、光亮)，护理操作相对集中，动作轻柔，防止诱发抽搐。

(3)做好必备物品的准备：气管插管、吸引设备、开口器或用纱布包裹的压舌板、有护栏的病床等。

(4)保持呼吸道通畅：患者昏迷或未完全清醒时应禁食、禁水，将头偏向一侧，防止呕吐物引起窒息或吸入性肺炎。及时用吸引器吸出呕吐物和呼吸道分泌物。

(5)防止受伤：在患者抽搐时及时将开口器或用纱布包裹的压舌板置于上下磨牙之间，防止舌咬伤。在孕妇的病床上加护栏，防止抽搐，昏迷时坠地摔伤。

5. 心理护理

向孕妇及家属说明本病的病理变化是可逆的，在产后多能恢复正常。耐心倾听孕妇的倾诉，了解其心理状态，并表示理解。嘱孕妇听轻音乐，与人交流，缓解紧张、焦虑情绪。解释采取治疗及护理的理由及目的，使其配合治疗。

6. 健康指导

(1)给予孕妇卫生宣教，定期进行产前检查，发现异常及时到医院就诊。

(2)使得产妇及家属认识妊娠高血压病的危害，如本次妊娠婴儿死亡，嘱血压正常后1~2年再妊娠，并在孕早期到高危门诊就诊检查。

第十一节　胎膜早破

一、疾病概述

胎膜早破是指在临产前胎膜破裂。胎膜早破是分娩期常见的并发症，占分娩总数的2.7%～17%，是引起早产、脐带脱垂及母儿感染的常见原因之一。

胎膜早破时孕妇多突感较多液体从阴道流出，而无腹痛等其他产兆。对母儿的影响主要是生殖道上行性感染、早产、脐带脱垂、胎儿窘迫及新生儿吸入性肺炎等。治疗要点是预防感染和脐带脱垂等并发症，是否需要终止妊娠取决于胎龄以及是否存在宫内感染、胎儿窘迫等临床征象。

二、护理评估

(一)健康史

导致胎膜早破的病因很多，目前认为主要与生殖道病原微生物上行感染、羊膜腔压力增高、胎膜受力不均、营养缺乏及宫颈内口松弛等有关。

评估时要着重了解妊娠期诱发胎膜早破的病史，如是否有创伤史、妊娠后期性交史、妊娠期羊水过多、多胎妊娠及下生殖道感染的病史等。确定胎膜破裂的时间及妊娠周数、是否存在感染等征象。

(二)身体状况

1. 症状

孕妇突感有较多液体从阴道流出，不能控制，可混有胎脂及胎粪，时断时续。当咳嗽、打喷嚏、负重等腹压增加的动作时液体流量可增多。

2. 体征

行肛诊检查，触不到前羊膜囊，上推胎先露见阴道流液量增多，有时见流出液中有胎脂或胎粪，羊膜腔感染时则有臭味，且母儿心率增快，子宫有压痛。阴道窥器检查见阴道后穹窿有羊水积聚或有羊水自宫口流出，即可确诊胎膜早破。

3. 辅助检查

(1)阴道液 pH 检测：正常阴道液呈弱酸性，pH 为 4.5～5.5，羊水的 pH 为 7.0～7.5。尽早用 pH 试纸检查，若阴道液 pH≥6.5，视为阳性，提示胎膜早破可能性大，准确率可达 90%。若阴道液被血液、尿液、宫颈黏液、精液或细菌污染，可产生假阳性。

(2)阴道液涂片检查：阴道液涂片干燥后，若在显微镜下见到羊齿植物叶状结晶提示为羊水。

(3)羊膜镜检查：可直视胎先露部，看不到前羊膜囊，即可确诊胎膜早破。

(4)胎儿纤维结合蛋白测定：fFN 是胎膜分泌细胞外基质蛋白。当宫颈及阴道分泌物内 fFN 含量＞0.05mg/L 时，胎膜抗张能力下降，易发生胎膜破裂。

(5)羊膜腔感染检测：①羊水细菌培养；②羊水涂片革兰染色检查细菌；③羊水白介素 6 测定，IL-6≥7.9ng/mL，提示羊膜腔感染；④血 C-反应蛋白＞8mg/L，提示羊膜腔感染。

(6)B 型超声检查：羊水量减少可以协助诊断。

评估时重点判断阴道流液量多少，阴道流液量过多会导致宫内羊水过少，胎儿脐带受压出现胎儿宫内窘迫；胎膜破裂的时间长短；是否继发感染征象；胎儿宫内有无窘迫。

(三)心理-社会资料

大多数孕妇担心羊水流尽致早产、宫内感染而危及胎儿生命。也有少数孕妇认为只有羊水流出，没有其他产兆出现而不太重视，耽误了治疗。

三、护理诊断/合作性问题

(1)有感染的危险：与胎膜破裂后，下生殖道内病原体上行感染有关。

(2)有受伤的危险(胎儿)：与脐带脱垂和早产儿肺不成熟有关。

(3)焦虑：与未知的妊娠结局有关。

四、护理目标

(1)孕妇无腹痛、发热等感染表现。

(2)不发生脐带脱垂和早产，胎儿平安出生。

(3)孕妇能充分认识到胎膜早破的预后，积极配合治疗和护理。

五、护理措施

(一)一般护理

(1)胎膜已破，胎先露未衔接者应绝对卧床休息，采取左侧卧位，抬高臀部10cm以上，防止脐带脱垂。

(2)胎膜破裂后注意预防感染，保持外阴清洁，每日擦洗会阴部2次，避免不必要的肛诊及阴道检查。使用吸水性好的消毒会阴垫，勤换会阴垫。

(3)勤听胎心音，了解胎儿宫内情况。

(二)心理护理

注意观察孕妇的情绪变化，加强心理护理，稳定情绪。

(三)病情观察

(1)密切监测胎心变化，若发现胎心异常，有脐带脱垂可能，应立即抬高患者臀部，报告医生进行阴道检查，配合医生进行脐带脱垂抢救。

(2)密切观察感染征象，监测孕妇生命体征，观察羊水性状、颜色、量及气味，及时追踪血常规结果，如果出现母儿心动过速，母体体温升高、羊水有臭味及白细胞升高等提示绒毛膜羊膜炎的发生，应及时报告医生。

(3)严密观察有无腹部阵痛等产兆的发生。

(四)治疗配合

(1)期待治疗：适用于胎膜早破发生在妊娠28～35周，且不伴感染、胎儿宫内情况良好、羊水过少的患者。遵医嘱给予预防感染、抑制宫缩、促进胎肺成熟、纠正羊水过少护理。一旦发生绒毛膜羊膜炎，易引起新生儿吸入性肺炎，严重者发生败血症、颅内感染等危及新生儿生命，应及时终止妊娠。

(2)胎膜破裂超过12h者应遵医嘱预防性使用抗生素。

(3)若妊娠≥35周者，可适时终止妊娠。

(五)特殊护理

1.预防脐带脱垂的护理

胎膜早破胎先露未衔接的住院待产妇应绝对卧床，采取左侧卧位，注意抬高臀部(10cm以上)防止脐带脱垂造成胎儿窘迫。护理时注意进行胎儿监护了解胎心变化，如有异常立即报告医生，协助医生进行阴查或床边 B 超检查确定有无脐带先露，如有脐带先露或脐带脱垂，应尽快结束分娩。

2.预防感染的护理

胎膜具有防止病原体感染宫腔的作用，胎膜破裂后嘱孕妇保持外阴清洁，每日擦洗会阴部 2 次，放置吸水性好的消毒会阴垫于外阴，勤换会阴垫，保持清洁干燥，防止病原体上行感染。注意观察孕妇有无体温升高、羊水有臭味、胎心过快等感染征象。胎膜破裂 12h 未分娩者，遵医嘱使用抗生素预防感染。

六、护理评价

(1)母儿生命安全，未发生感染。

(2)无胎儿窘迫与脐带脱垂等并发症，胎儿平安出生。

(3)孕妇无焦虑，积极参与护理，对胎膜早破的处理感到满意。

七、健康教育

(1)重视孕期保健，注意营养平衡，适量补充维生素 C、钙、锌、铜等微量元素；积极预防和治疗生殖道感染、咳嗽和便秘；妊娠晚期禁止性生活，避免负重和腹部受外力撞击导致胎膜早破；多胎妊娠及羊水过多者妊娠晚期注意减少活动，多休息，避免胎膜早破。

(2)保胎期间指导孕妇自测胎动，出现胎动过频、胎动减少或消失均应及时报告医师。

(3)宫颈内口松弛者应注意卧床休息，遵医嘱于妊娠 14～16 周行宫颈内口环扎术。

(4)指导头盆不称、先露高浮的孕妇在预产期前 2 周住院待产，指导孕妇及家属一旦发生胎膜破裂应立即平卧、抬高臀部，尽快送往医院。

第十二节　外阴炎

外阴部皮肤或前庭部黏膜发炎，称为外阴炎。外阴炎较常见，可发生于任何年龄的女性。外阴炎主要有非特异性外阴炎(单纯性外阴炎)、霉菌性外阴炎、婴幼儿外阴炎等，其中以非特异性外阴炎为多见。

一、常见病因

(1)阴道分泌物过多或长期尿液、粪便的刺激。

(2)糖尿病患者尿糖刺激。

(3)外阴皮肤卫生不洁。

(4)会阴垫、化学纤维内裤、健美裤及紧身牛仔裤等对外阴的刺激均可引起外阴炎。

(5)营养不良可使皮肤抵抗力低下，易受细菌的侵袭，也可发生本病。

二、护理

（一）护理措施

(1)注意个人卫生，保持外阴部清洁干燥，不宜穿用化纤及过紧内裤。

(2)做好经期、孕期、分娩期及产褥期卫生。

(3)勿饮酒或吃辛辣食物，局部严禁搔抓，勿用刺激性药物或肥皂擦洗。

(4)应积极寻找病因，包括检查阴道分泌物及尿糖。

(5)针对病因进行治疗，如治疗阴道炎、子宫颈炎、糖尿病或施行阴道修补术等，以消除刺激来源。

(6)若有外阴粘连则需分离之。粘连时间短者，可用手分离；粘连时间长者，因粘连牢固需手术分离。

（二）用药及注意事项

(1)局部用1∶5000高锰酸钾溶液坐浴，每日2次，或用中药苦参、蛇床子、白藓皮、土茯苓、黄柏各15g，川椒6g，水煎洗外阴部，每日1～2次；若有破溃可涂抗生素软膏，或局部涂擦40%紫草油。

(2)对体温升高，腹股沟淋巴结肿大且有压痛者，可按医嘱加用抗生素。

（三）健康指导

指导患者养成良好的卫生习惯，穿宽松舒适的衣服；若有白带增多或多饮、多食、多尿等糖尿病症状，应及时就诊治疗。

第十三节　前庭大腺炎

在性交、分娩、月经期外阴部被污染时，病原体容易侵入小阴唇内侧的前庭大腺腺管口而致腺管充血水肿，称前庭大腺炎。分急性与慢性两种。急性炎症发作时，病原体首先侵犯腺管，腺管呈急性化脓性炎症，腺管口往往因肿胀或渗出物凝集而阻塞，脓液不能外流积存而形成脓肿；在急性炎症消退后腺管堵塞，分泌物不能排出，脓液逐渐转为清液而形成囊肿，或由于慢性炎症使腺管堵塞或狭窄，分泌物不能排出或排出不畅，也可形成囊肿。

一、常见病因

引起前庭大腺炎的病原体主要为葡萄球菌、大肠杆菌、链球菌、肠球菌、沙眼衣原体及淋球菌等混合感染。

二、临床表现

（一）急性炎症

发作时，患者感觉外阴一侧疼痛、肿胀，甚至不能走路。检查时局部皮肤红肿、发热，压痛明显，当脓肿形成时，可触及波动感，脓肿直径可达5～6cm，患者可有发热等全身症状。当脓肿内压力增大时，表面皮肤变薄，脓肿自行破溃，若破孔大，可自行引流，炎症较快消退而痊愈；若破孔小，引流不畅，则炎症持续不消退，并可反复急性发作。

(二)慢性期囊肿

慢性期囊肿形成,患者感到外阴部有坠胀感,偶有性交不适。检查时局部可触及囊性肿物,常为单侧,大小不等,无压痛。囊肿可存在数年而无症状,有时可反复急性发作。

三、护理

(一)护理措施

(1)急性期应卧床休息,注意局部清洁卫生,局部可热敷,或用 1∶5000 高锰酸钾溶液坐浴,每日 2 次,并选用抗生素。

(2)中药应选用清热解毒的药物,如蒲公英、金银花、玄参、紫花地丁、连翘等。

(3)脓肿或囊肿形成,可行切开引流并做造口术。以往对前庭大腺脓肿多行切开引流术,但单纯切开引流只能暂时缓解症状,切口闭合后,仍可以形成囊肿或反复感染,故目前多主张在脓肿形成后也应行造口术。该术方法简单,损伤小,术后还能保留腺体功能。术前除一般护理外,需准备引流条。术后局部保持清洁,每日用 1∶1000 氯己定棉球擦洗 2 次,每日更换引流条,直至伤口愈合。以后继续用 1∶5000 高锰酸钾溶液坐浴,每日 2 次。

(二)健康指导

(1)指导患者养成良好的卫生习惯,保持外阴部的清洁,尤其是在经期、孕期、产后以及性交时。

(2)患者常出现因怕疼和害羞而未能及时诊治的心理障碍,故要及时做好耐心细致的心理疏导工作。

第十四节　不孕症

凡婚后未避孕、有正常性生活、同居 2 年而未曾妊娠者,称不孕症(infertility)。婚后未避孕从未妊娠者称原发性不孕,曾有过妊娠而后未避孕连续 2 年不孕者,称为继发性不孕。

一、病因与发病机制

受孕是一个复杂的生理过程。卵巢要排出正常卵子;精液正常并有正常形态和数量的精子;精子和卵子要能够在输卵管内相遇结合成为受精卵,而后在宫腔着床发育。导致不孕的原因也很复杂。

(一)女性不孕的因素

约占 60%,以输卵管及卵巢因素为多。

1. 排卵障碍

常由于下丘脑-垂体-卵巢轴功能紊乱、全身性疾病、卵巢病变等导致无排卵。

2. 输卵管因素

是不孕症最常见的原因,如输卵管炎症、输卵管发育异常等。

3. 子宫因素

子宫发育不良、黏膜下肌瘤、特异性或非特异性子宫内膜炎症、宫腔粘连及内膜分泌反应不良等,可致孕卵不能着床或着床后早期流产。

4.宫颈因素

体内雌激素水平低下或宫颈炎症时，子宫颈黏液的性质和量发生改变，影响精子的活力和进入宫腔的数量，宫颈息肉、宫颈口狭窄等均可导致精子穿过障碍而不孕。

5.阴道因素

先天性无阴道、阴道横隔、处女膜闭锁、各种原因引起的阴道狭窄都可能影响精子进入，严重阴道炎症可缩短精子生存时间而致不孕。

6.免疫因素

不孕妇女的宫颈黏液内产生抗精子抗体或血清中存在透明带自身抗体，都阻碍精子和卵子的正常结合。

(二)男性不育因素

约占40%，主要为生精障碍与输精障碍。

1.精液异常

指无精子或精数过少，活动力减弱，形态异常。常见的原因有先天性发育异常、全身慢性消耗性疾病等。

2.精子运送受阻

多因炎症致使输精管阻塞，阻碍精子通过。阳痿或早泄患者往往不能使精子进入阴道。

3.免疫因素

男性体内产生对抗自身精子的抗体，或射出的精子产生自身凝集而不能穿过宫颈黏液。

4.内分泌功能障碍

如甲亢、肾上腺皮质功能亢进、垂体功能减退等。

二、治疗原则

注意增强体质以增进健康，纠正贫血和营养不良状态，积极治疗各种内科疾病，针对检查结果作相应治疗。

(一)排卵功能异常的治疗

如确定不孕的原因是无排卵，则需找出原因对症下药，如以甲状腺素治疗甲状腺功能低下，以性腺激素释放因子治疗性腺功能不足，以性腺激素释放因子的拮抗剂治疗男性激素分泌过多症，以刺激排卵的药物诱发排卵。

(二)子宫、输卵管及盆腔因素的治疗

有些子宫解剖结构异常可用手术矫治，持续性子宫内膜炎可给予抗生素治疗，子宫内膜异常增生可用子宫扩张及刮除术去除异常增生的组织。子宫内膜异位症可以手术、药物或两者并用的方式治疗，输卵管阻塞可以输卵管通气试验治疗或显微手术矫治。子宫颈黏液分泌不佳可以小剂量雌激素改善分泌情形。

(三)其他

根据具体检查结果及治疗情况分别采用人工授精、体外受精及胚泡植入、配子输卵管内移植及宫腔配子移植技术。

三、护理

(一)护理目标

(1)夫妇双方能陈述不孕的主要原因，并能配合进行各项检查。

(2)患者能以积极的态度配合并坚持治疗。

(3)绝对不孕者能面对现实，以坦然乐观的心态处之。

(二)护理措施

1. 提供相关知识

首先应详尽评估夫妇双方目前具有的不孕相关知识及错误观念，鼓励他们毫无保留地表达自己内心的看法、认识及顾虑，教会他们预测排卵的方法，让他们掌握性交的适当时期。指导夫妇双方注意生活规律，避免精神紧张等情绪改变，保持健康心态，用深入浅出的讲解使他们对生育与不孕有正确了解，纠正错误观念，正确而客观地认识生育与不孕，指出绝大部分不孕因素可以治疗，使他们满怀信心，配合检查。

2. 协助医师实行治疗方案

配合医师根据检查结果确定治疗方案，并向患者提供信心，鼓励他们坚持治疗，对绝对不孕者帮助他们度过悲伤期，面对现实，根据自身条件接受相应的治疗方案，如人工授精、体外受精胚泡植入等。

3. 提供心理支持

由于封建意识的影响，不孕夫妇承受着来自家庭及社会的巨大压力甚至家庭破裂的痛苦，常表现出自卑、无助或对生活的绝望。因此，要耐心听取他们的倾诉，取得她们的信任，给予心理疏导和支持，使她们能正确对待生活、生育，解除紧张情绪，以提高生活质量，或使大脑皮质功能紊乱所致的排卵异常得到纠正而受孕。

第十五节 异位妊娠

凡受精卵在子宫腔以外着床发育称异位妊娠，习惯称为宫外孕；包括输卵管妊娠、卵巢妊娠、腹腔妊娠及宫颈妊娠等。输卵管妊娠最多见，占 95%～98%，是妇产科常见急腹症，起病急、病情重、引起腹腔内严重出血，如诊断抢救不及时，可危及生命。

一、病因和病理

(一)病因

慢性输卵管炎是输卵管妊娠最常见的原因。淋菌性输卵管炎更易引起输卵管妊娠。结核性输卵管炎也较常见。其次输卵管发育或功能异常，如过长、黏膜纤毛缺如、蠕动减慢等；输卵管手术后，如结扎、粘堵等；盆腔子宫内膜异位输卵管粘连；肿瘤压迫；内分泌失调等。

(二)病理

受精卵在输卵管内着床后，由于输卵管腔狭窄，管壁肌肉薄，不能适应胚胎的生长发育，当输卵管膨大到一定程度，可能发生的后果如下：

1. 输卵管妊娠流产

多发生在壶腹部或伞部。若胚囊与管壁完全分离落入管腔，经输卵管逆蠕动排至腹腔，形成输卵管完全流产，腹腔内出血不多；若胚囊剥离不完整，则为输卵管不全流产，反复出血，可形成盆腔血肿。

2. 输卵管妊娠破裂

胚囊生长时绒毛向输卵管壁侵蚀，最终将肌层、浆膜层穿破，由于肌层血管丰富，常发生大出血，严重者发生休克，若抢救不及时危及生命。

3. 继发性腹腔妊娠

极少数输卵管妊娠破裂或流产后，胚囊进入腹腔，绒毛组织仍附着于原来着床处或重新种植于附近脏器(如肠系膜、大网膜等)继续发育，形成继发性腹腔妊娠。

4. 陈旧性宫外孕

胚胎已死亡，内出血渐停止，盆腔积血由于时间长形成机化变硬的包块与周围器官粘连，称陈旧性宫外孕。

此外，子宫受内分泌激素的影响，内膜呈蜕膜样变，若子宫内膜呈现过度分泌反应，称A-S反应，对诊断有一定意义。当胚胎死亡时，子宫蜕膜发生退行性变，有时于碎片状剥脱，而致阴道流血；有时整块剥离排出，形似三角形蜕膜管型。如将排出的蜕膜置于清水中，肉眼见不到漂浮的绒毛，镜检也无滋养细胞，可与流产鉴别。

二、临床表现

输卵管妊娠流产或破裂前，症状和体征均不明显，除短期停经及妊娠表现外，有时可出现下腹胀痛。当输卵管妊娠破裂或流产时，可出现如下临床表现：

(一)停经

一般停经6~8周，少数可无明显停经史。间质部妊娠停经时间较长。

(二)不规则阴道流血

胚胎死亡后，常有不规则阴道流血，色深褐，量少，可淋漓不断，可随阴道流血排出蜕膜管型或碎片，需待病灶清除后，流血方能完全停止。

(三)腹痛

为患者就诊时最主要的症状。腹痛系因输卵管膨大、破裂及血液刺激腹膜等多因素所致。破裂时患者突然下腹一侧撕裂样疼痛，常伴恶心呕吐，出血多时刺激腹膜可致全腹剧痛；血液积聚直肠子宫陷凹，出现肛门坠胀感。

(四)晕厥与休克

由于腹腔急性内出血，血容量减少及剧烈腹痛，患者出现面色苍白、出冷汗、四肢冰冷、血压下降等。其严重程度与腹腔内出血速度及出血量呈正比。

(五)腹部检查

下腹部有明显压痛、反跳痛，尤以患侧为甚。出血多时叩诊有移动性浊音。若病程较长形成血凝块，下腹部可触及软性包块并有触痛。

(六)妇科检查

阴道后穹窿饱满、触痛；宫颈呈紫蓝色，抬举痛明显；子宫稍大而软，内出血多时，子宫有漂浮感，患侧附件压痛明显，有时可在子宫一侧或后方触及边界不清的肿块。

三、诊断与鉴别诊断

(一)诊断

典型病例根据病史、临床表现，诊断并不困难，但未破裂前或症状不典型者不易确诊，应作下列辅助检查。

1. 阴道后穹窿穿刺

适用于疑有腹腔内出血患者。抽出暗红色不凝固血液，便可确诊为腹腔内出血。若穿刺时误入静脉，则血色鲜红，滴在纱布上有一圈红晕，放置 10min 凝结。出血多时，也可行腹腔穿刺。

2. 妊娠试验

由于 HCG 测定技术的改进，目前已成为早期诊断异位妊娠的重要方法。选择血β-HCG 放免法测定，灵敏度高，阳性率达 99%，故可用以早期诊断宫外孕，若β-HCG 阴性可排除异位妊娠。

3. 超声检查

早期输卵管妊娠时，B 型超声显像可见子宫增大，但宫腔空虚，宫旁有一低回声区。若妊娠囊和胎心搏动位于宫外，则可确诊宫外妊娠，但需到停经 7 周时 B 型超声方能显示胎心搏动。

4. 腹腔镜检查

适用于期末破裂病例或诊断有困难者。

5. 子宫内膜病理检查

诊断性刮宫仅适用于阴道流血较多的患者，目的是排除宫内妊娠流产。

(二)鉴别诊断

输卵管妊娠需与流产、黄体破裂、急性阑尾炎、急性盆腔及卵巢囊肿蒂扭转鉴别。

四、治疗

输卵管妊娠的治疗原则是以手术为主，酌情应用保守治疗。

(一)手术治疗

如有休克，应在积极抢救休克的同时进行急症手术。休克患者，应取平卧位，及时输液、输血、吸氧、保暖等急救措施，做好手术前准备工作。开腹后迅速夹住出血部位止血，行患侧输卵管切除术。若腹腔内出血多、破裂不超过 24h、停经少于 12 周、胎膜未破且无感染者，可行自体输血。方法：每回收 100mL 血液加 3.8%枸橼酸钠 10mL 抗凝，最好经 6～8 层纱布过滤，立即输回体内。若为间质部妊娠可行患侧子宫角切除术或子宫次全切除术。腹腔镜治疗输卵管妊娠，适用于输卵管壶腹部妊娠尚未破裂者。

(二)药物治疗

适用于年轻患者要求保留生育能力、无内出血、输卵管妊娠直径＜3cm，血β-HCG＜3000U/L。常用甲氨喋呤 20mg，连用 5d，肌注。

五、护理

(一)护理诊断

1.潜在并发症

出血性休克、切口感染等。

2.恐惧

与担心生命安危有关。

3.疼痛

与疾病本身或手术创伤有关。

4.自尊紊乱

与担心未来受孕能力有关。

(二)护理措施

(1)做好心理护理及入院宣教。主动热情服务于患者，允许家属陪伴，提供心理安慰。

(2)对尚未确诊的患者，应配合做阴道后穹窿穿刺、尿妊娠试验及B超检查，以协助诊断。

(3)保守治疗：①嘱患者绝对卧床休息，避免腹部压力增大，从而减少异位妊娠破裂的机会。协助患者完成日常生活护理，减少其活动；②密切观察患者的生命体征和一般情况，并重视患者的主诉，若腹痛突然加重，或出现面色苍白、脉搏加快等变化应立即通知医生，做好抢救准备；③指导患者摄取足够的营养物质，尤其是富含铁蛋白的食物，如动物肝脏、豆类、绿色蔬菜等，增强患者的抵抗力；④协助医生正确留取血标本，以监测治疗效果。

(4)急性内出血患者的护理：①严密观察生命体征，每10～15min测量1次血压、脉搏、呼吸并记录；②备血，做好输血准备；③保持静脉通畅，按医嘱输液、输血、补充血容量；④吸氧；⑤按医嘱准确及时给药；⑥注意记录尿量，以协助判断组织灌注量；⑦复查血常规，观察血红蛋白及红细胞计数，判断贫血有无改善；⑧一旦决定手术，应在短时间内完成常规术前准备工作，如备皮、皮试、合血、留置尿管、更换病员服等。

(5)手术后护理：①体位：患者返回病室后，硬膜外麻醉者应去枕平卧6～8h，头偏向一侧，防止唾液及呕吐物吸入气管造成吸入性肺炎或窒息，术后第二天可采取半卧位；②生命体征的观察：手术后24h内病情变化快，也极易出现紧急情况，护理人员要密切观察生命体征的变化，及时测量生命体征并准确记录。若24h内血压持续下降、脉搏快、患者躁动等情况出现，考虑为有内出血的可能，及时通知医生处理。每日测体温4次，直至正常后3d；③尿管的观察：保持尿管通畅，勿折、勿压，注意观察尿色及尿量。④饮食护理：未排气前禁食奶制品及甜食，排气后进半流食，排便后进普食(增加蛋白质和维生素的摄入)；⑤伤口敷料的观察：保持伤口敷料干燥、整洁，有渗血、渗液及时更换。⑥疼痛：术后24h内疼痛最为明显，48h后疼痛逐渐缓解，根据具体情况遵医嘱适当应用止痛药，间隔4～6h可重复使用。

(三)应急措施

急性大量内出血及剧烈腹痛可引起患者晕厥和休克，患者表现为面色苍白、痛苦面容、出汗、脉细数、血压降低或测不到，伴恶心、呕吐和肛门坠胀。护士应立即将患者取去枕平卧位，保暖、吸氧；迅速建立有效的静脉通道(快速静点乳酸林格液)，补充血容量，纠正休克；交叉配血，做好输血准备；快速做好术前准备、心理护理，严密观察病情，做到"迅速、准确、及时、严密、严格"，这是取得抢救成功的关键所在。

(四)健康教育

(1)注意休息，可从事日常活动，注意劳逸结合，适当锻炼。

(2)加强营养，尤其是富含铁蛋白的食物，如动物肝脏、豆类、绿色蔬菜、木耳等，积极纠正贫血，提高机体抵抗力。忌食辛辣煎炸之品。

(3)注意保持外阴清洁，勤换清洁内衣裤，注意个人卫生。术后禁止性生活 1 个月，以免引起盆腔炎。

(4)生育过的患者，应采取避孕措施，防止再次发生宫外孕。

(5)未生育过的患者，避孕 6 个月，同时保持乐观情绪，不背思想包袱，有利于再次受孕。

(6)再次妊娠后，孕早期及时到医院检查，判断妊娠正常与否。

第十六节　异常产褥

一、产后出血

(一)预防

1.妊娠期

做好孕前、孕期的保健工作，注意孕妇一般健康状况。对于有合并凝血功能障碍、重症肝炎等不宜继续妊娠的妇女，及时在早孕时终止妊娠。积极治疗血液系统疾病及各种并发症。对有可能发生产后流血的孕妇(如羊水过多、双胎、妊娠期高血压疾病、糖尿病、肝病、血液病、子宫畸形、子宫手术史等)，要加强产前检查，提前入院。对胎盘早剥及死胎不下，应注意防止意外发生凝血功能障碍。

2.分娩期

(1)第一产程密切观察产妇情况，消除紧张情绪，注意饮食，保证休息和睡眠，防止产程延长及过度体力消耗。

(2)重视第二产程，应指导产妇正确使用腹压，防止胎儿娩出过快。掌握会阴切开术的适应证及切开时机，操作规范，保护好会阴，防止软产道损伤。对已有宫缩乏力者，当胎儿前肩娩出后，肌注子宫收缩剂，以促进子宫收缩，减少出血。

(3)正确处理第三产程：胎盘未剥离前，不应揉挤子宫或牵引脐带。胎儿娩出后 30min 未见胎盘自然剥离征象，应行宫腔探查及人工剥离胎盘术。胎盘娩出后，应仔细检查胎盘及胎膜是否完整，以免残留或副胎盘遗留在宫腔内，影响子宫收缩。产后常规检查软产道有无裂伤或血肿。

3.产褥期

胎盘娩出后，留在产房观察 2h，每 30min 观察子宫收缩及流血量(臀部放置弯盘)，严密观察产妇一般情况、生命体征、宫缩、阴道流血情况。注意膀胱是否膨胀，鼓励产妇及时排尿，以免影响子宫收缩。不能排尿者予以导尿。失血较多者补充血容量。送休养室后，继续观察子宫收缩及阴道流血情况。

(二)护理

(1)如因子宫收缩乏力而出血，应按摩子宫，待子宫收缩好转、出血控制后停止。及时建立静脉通路，静滴缩宫素。及时压出宫腔积血，排空膀胱。

(2)若子宫收缩良好，仍有出血，应进一步检查软产道是否损伤，找出出血原因，对症处理。

(3)建立静脉通路，配血、输血、输液及急救药品，正确测量流血量。

(4)注意产妇一般情况，注意保暖，安慰产妇。如发现脉搏细速、呼吸急促、面色苍白、血压下降，立即报告医师准备抢救，按医嘱及时正确给药。血止后应在产房观察 2h，随时注意观察宫缩、阴道流血及全身一般情况。送休养室床旁交接班，继续观察出血情况。

(5)产后应增加营养，及时纠正贫血，预防感染。

二、产褥期感染

(一)预防

1.妊娠期

加强卫生宣教，注意个人卫生，特别是会阴清洁。产前 2 个月禁止性生活及盆浴。及时治疗外阴阴道炎及宫颈炎等慢性疾病和并发症，加强营养，增强体质，纠正贫血。

2.临产期

在接生过程中要严格执行无菌操作，避免不必要的阴道检查及肛查。如有软产道撕裂立即修补。预防滞产、胎膜早破和产后流血。

3.产褥期

保持会阴清洁，每天清洁会阴1～2次。感染产妇给予隔离，防止交叉感染。

4.预防性使用抗生素

阴道助产、剖宫产、胎膜早破、贫血、产程长者。

(二)护理

(1)心理护理，安慰产妇，配合治疗。

(2)卧床休息，半卧位，有利于恶露排出及使炎症局限性。

(3)严格执行消毒隔离，如宫腔培养为金黄色葡萄球菌或溶血性链球菌感染，应严密隔离。一般感染者做好床旁及便盆隔离。

(4)高热时，见高热护理。必要时做宫腔培养。

(5)密切观察病情变化，注意体温、脉搏、呼吸、血压，预防败血症。

(6)产妇出院后消毒床单。

三、产褥期中暑

(一)降温

1.环境降温

迅速将产妇移至通风处，脱去多衣者衣物，室内温度25℃左右。

2. 物理降温

鼓励产妇多饮冷开水，用冷水或乙醇擦浴，在头颈、腋下、腹股沟放置冰袋。

3. 药物降温

遵医嘱使用药物，并观察疗效。

（二）观察体温

40℃以上，30min 测体温 1 次。39℃以上，1h 测体温 1 次。38℃ 1 次，4h 测体温 1 次。如体温降至 38℃左右，应停止降温措施，并通知医师。

（三）观察血压

血压低于 13.3/8.0kPa（100/60mmHg），每小时测量 1 次。

（四）观察病情

注意有无脑水肿征象（如惊厥、抽搐、血压升高、呼吸变慢、瞳孔放大、昏迷加深等）和肺水肿征象（如呼吸困难、发绀、咳嗽等）发生，并及时报告医师。

（五）对症处理

吸氧、留置导尿管（意识不清者）、补液、记录 24h 出入液量。

第二章 外科疾病护理概述

第一节 外科护理学的范畴

外科护理学是现代护理学的一个重要组成部分。现代护理学是以自然科学和社会科学为基础，以减轻人类痛苦、维持健康、恢复健康和促进健康为目的的一门应用学科。现代护理学的发展在临床护理方面趋于专科化，相继发展了外科护理、内科护理、儿科护理等专科护理学。外科护理学是研究如何向外科患者提供整体护理，促进健康的临床护理学科。

外科护理学需要基础医学理论、外科学理论、护理学基础理论等自然科学知识，还需要心理学、伦理学和社会学等人文学科知识。外科护理的一项主要任务是在医院进行各种外科疾病的围手术期护理，促使外科患者早日康复。外科疾病一般是指以手术或手法为主要治疗方法的疾病。因为病程不同以及新技术的出现，外科疾病有时难以与药物治疗为主的内科疾病截然区分。外科疾病一般可以分为五大类：创伤、感染、肿瘤、畸形和其他（如梗阻、结石、门静脉高压等）。

外科护理学与外科学关系密切，是外科学与护理学的有机结合。随着医学科学的进步，外科学有了长足的发展。外科手术领域不断扩展，手术难度不断加大。外科分工越来越细，逐步建立了骨外科、泌尿外科、烧伤整形外科、心外科、神经外科、小儿外科、老年外科等专业。由于基础医学、生物医学工程、计算机科学和其他相关科学技术的发展，使得体外循环机、多功能麻醉机、纤维光束内窥镜、腹腔镜、CT、核磁共振、体外碎石机、伽玛刀、人工心脏瓣膜、人工关节、人工血管等新设备、新产品、新技术不断应用于临床。这些外科学方面的发展对外科护理学提出了更高的要求，同时也使外科护理学的范畴在不断拓展，促进了外科护理的发展。

随着人民物质生活水平的提高，人们的健康需求也日益提高。我们对外科护理学的理解要不断加深，要树立以人的健康为中心，以护理程序为方法，向人们提供整体护理的理念。外科护理不只是提供疾病护理，还要参与疾病预防、康复保健活动；不只是为患者个体护理，还要肩负着群体健康的重任；不只是在医院护理，还要走向家庭、走向社区服务。

在整体护理观念的指导下，护理工作者需要和医生一起开展疾病普查、健康咨询；协助组织各种社团如移植患者病友会、肿瘤患者病友会等，交流卫生健康知识、互相鼓励、树立战胜疾病的信心，以利于患者身心的康复；要到学校、机关、厂矿和社区开展健康教育宣传，提高人们的防病保健意识，努力做到维护和促进全人类的健康。

第二节 外科护理学的发展

外科护理学的发展与外科学的发展密不可分，是随着社会各个历史时期的生产力和科学技术进步而前进的。

石器时代的人类已开始应用石针、砭石治疗创伤、切开脓肿，也使用伤口包扎、止血、热敷、按摩等方法为伤者解除痛苦，促进康复。这一时期的外科不独立，医疗和护理也是不分的。

公元前 1000 年，古埃及、古印度外科已能进行肿瘤切除、清创、截肢、骨折固定等手术。那时期的外科护理仅限于器材、敷料的准备，协助包扎、生活护理等。

现代外科学始于 19 世纪 40 年代，当时解剖学、生理学、病理学和实验外科学已经建立并且不断完善，奠定了外科学基础。麻醉、消毒灭菌、止血、输血技术的问世解决了长期困扰外科学发展的 3 个问题：手术疼痛、伤口感染、出血，使外科学进入了新的发展阶段。在这个阶段南丁格尔为护理事业做出了卓越贡献，被誉为现代护理的创始人。在克里米亚战争中，南丁格尔率领护士协助医生手术、观察病情、清洗患者伤口、消毒物品、消灭虫害、改善病房环境；建立阅览室和游艺室，以调剂士兵生活；还重整军中邮务便于士兵与家人通信。这些护理措施兼顾患者身心健康的需要，符合现代外科护理学理念。

20 世纪后，现代外科学的发展日新月异。由于外科学不断向深度和广度发展，逐步建立了各个外科专业。传统的外科分科有普通外科、骨外科、泌尿外科、胸心外科、神经外科、整形外科等，随后又分出血管外科、脊柱外科、肿瘤外科、内分泌外科、老年外科、小儿外科等，麻醉专业以及 ICU 的建立，为开展高难度手术提供了保障。诊疗仪器的不断推陈出新，促进着外科学的发展。

20 世纪中叶，体外循环机和人工低温技术的应用，为施行复杂的心脏手术创造了条件。超声波、内窥镜、核素显像、选择性动脉造影、CT、核磁共振、激光、超声刀、伽玛刀以及介入技术的发展，使越来越多的疾病诊断更准确、迅速、无损伤，治疗也更加及时、合理、有效。现代外科手术日趋精细复杂，范围逐步扩大，人体几乎不存在手术禁区，手术也不受年龄限制，如有必要新生儿甚至胎儿也可以接受手术治疗。器官移植已蓬勃开展，肾移植已经成为肾疾病终末期的常规治疗措施。

与此同时，外科护理学也发展了起来。任何手术都离不开护理工作，从术前准备、术中配合，到术后处理，哪个环节护理不到位都会导致手术失败。不少疾病外科治疗失败，其原因不在手术本身，而是由于并发症所致。在临床实践中，外科护理工作者根据各专业疾病的特点，制订出了整套的相应护理措施。外科护理的不断提高，对疾病的病理生理认识逐步加深，完善的术前护理，使患者对手术耐受力增强。手术后，细心观察病情，及时发现问题，及时处理，术后并发症大大减少。

呼吸功能监护、心功能监护、肺毛细血管楔压监测、输液泵的使用以及静脉营养的推广，使外科抢救成功率显著提高。新技术、新仪器的使用给外科护理提出了更高的要求。外科护理工作者在不断学习新知识、新技术，熟悉仪器的性能，知道仪器显示的数据、图形所代表的意义，掌握仪器使用方法，并将它们用于临床护理实践中，提高了护理质量。正是有了良好的围手术期护理，外科才得以健康发展，也正是有了外科护理的保障，心血管外科和器官移植才能够不断深入发展。

新中国成立后，外科及外科护理学取得了令人瞩目的成绩。心血管外科方面，自 20 世纪 50 年代相继开展的二尖瓣扩张分离术、体外循环心内直视手术、瓣膜置换、冠状动脉搭桥术的护理观察。70 年代后期至 90 年代，成功进行的心脏移植，同时心脏监护、血流动力学监护及各种辅助循环、体外膜肺等新技术的开展，先进护理仪器的引进与应用，加快了心血管外科护理模式及内容与国际护理的接轨。

　　器官移植在我国起步较晚，但进步很快。目前，每年约有 2000 例患者接受肾移植术，居亚洲各国之冠。在肾移植手术护理实践中，我国护理工作者总结出一整套科学、规范并成熟的经验，具有较高的护理水准。肝移植、心肺移植的相继开展，胰腺、甲状旁腺、脾移植等已在临床应用并取得较好的疗效。移植病房的无菌管理、术后排斥反应的观察及患者心理适应护理等诸多方面都跃上了更高层次。断肢再植、拇指乃至全手再造与功能重建以及手外科护理持续保持国际领先地位。格拉斯哥昏迷分级计分法的运用，使颅脑损伤程度的判断更为精确，并符合实际。显微神经外科的发展以及神经外科监护室各种仪器的不断更新，使护理质量与水准显著提高。

　　中西医结合在我国外科领域里也取得了不少成绩，带动了外科护理的发展。中西医结合治疗一些外科急腹症，如急性胰腺炎、胆管结石以及粘连性肠梗阻等，获得了较好疗效。中西医结合治疗骨折应用动静结合原则，采用小夹板局部外固定，既缩短了骨折愈合时间，又便于恢复肢体功能。其他如内痔、肛瘘和血栓闭塞性脉管炎等应用中西医结合方法，均取得了较单纯西医治疗更好的效果。这些中西医结合的成就，深受广大患者的欢迎，在国际上也受到重视。

　　进入 21 世纪，免疫学、遗传学、分子生物学等基础学科发展迅速，医学各科之间互相交叉、渗透、促进的趋势日益明显。分子外科学正在兴起，有望在肿瘤、心脑血管疾病治疗和脏器移植等方面有新的突破。外科护理工作者面临着新的机遇和挑战，所以要努力学习把握外科护理学发展的新动向，使外科护理学不断走向新的辉煌。

第三节　外科一般护理

　　(1)患者入院后应全面了解病情，详细查体，严密观察体温、脉搏、呼吸、血压、饮食、睡眠、大小便自理能力、活动情况与药物过敏史等。协助医师完成各项辅助检查及化验标本的留取。

　　(2)了解患者对疾病的认识。根据病情向患者及其家属讲明手术前后应注意的事项，针对患者的心理状态做好心理护理，耐心解释病情，解除其顾虑，使患者处于最佳心理状态。

　　(3)根据手术需要，指导患者在床上练习解大小便，以免术后卧床期排尿、排便困难。

　　(4)改善患者的营养状况，维持水、电解质平衡。慢性消耗性疾病，尤其是营养不良的患者，术前应改善营养状况，增强机体的抵抗力，选择易消化、高热量、高蛋白饮食，并注意食物的色、香、味。

　　(5)有吸烟史的患者，入院后应指导其戒烟，以免呼吸道分泌物增多，术后导致肺部并发症。

　　(6)做好特殊患者的护理：①心脏病患者：心脏病患者对手术耐受能力低，术前应了解心脏病的类型，心脏的代偿机能。冠状动脉硬化性心脏病的患者，手术易出现心搏骤停、心房扑动或颤动，手术危险性大。心力衰竭患者应纠正 3～4 周，方可行手术治疗。长期低盐饮食和服用利尿剂的患者，常伴有低钠、低钾症，术前应给予纠正。对手术耐受力差、危险性大的心脏病患者，术前应严密监测，按医嘱准确用药治疗；②哮喘、肺气肿、呼吸功能障碍患者：必须经过充分的准备，才宜择期手术。有吸烟史者指导戒烟，并练习深呼吸、咳嗽；

阻塞性肺功能不全者，应用支气管扩张药。保持口腔清洁，必要时行口腔护理，每日 2～3 次；③肝脏病患者：凡肝功能有较严重损害者，术前需经严格准备及处理方能手术；肝功能严重损害，并有营养不良、腹水或肝昏迷前期症状者，一般不易施行手术治疗。急性肝炎患者除急症手术外，一般不行手术治疗。肝脏病患者需经各种途径改善营养，维持水、电解质平衡，酌情择期手术；④肾脏疾患者：根据肾脏功能损害程度，手术前的准备重点是最大限度地改善肾脏功能，条件得到改善后方可择期手术；⑤糖尿病患者：患者手术耐受性差，血糖如未能控制，手术危险性极大，且术后易继发感染。术前应在控制血糖的同时，酌情应用抗生素。

第四节　外科手术前的护理

(1)术前用药及护理：不少患者手术前需要应用必需的药物方可行手术。如甲状腺功能亢进的患者，术前必须应用碘类药物或硫氧嘧啶类药物。有的心脏病患者，术前需用洋地黄或奎尼丁。另外经肠道、阴道灌洗药物，可以达药物存留的目的。护理人员需了解用药的目的，做到准确有效地用药。

(2)术前 1～3d 的准备：①骨科植皮手术，术前 3d 用温水浸泡局部，并用软毛刷刷洗局部，避免损伤皮肤黏膜；②一般手术，术前 1d 洗澡、更衣、剪指(趾)甲，不能自理者应在床上擦洗。术前 1d 下午局部备皮，做药物过敏试验，检查手术区域皮肤有无毛囊炎、损伤等；③术前 1d 每 4h 测试体温 1 次，≥37.2℃应通知医师，酌情用药或停止手术。胃肠道手术，术前 1d 按医嘱行洗胃、灌肠、服泻药，进无渣半流质饮食；④术前 1d 晚按医嘱应用镇静剂，保证患者充分的睡眠。肠道手术者行灌肠术。

(3)术日晨的准备：①术前 6h 禁食，术前 4h 禁饮水；②开颅手术术前 2h 剃头、洗头、戴清洁帽；③骨科植皮手术，术前 1～2h 行局部清洁消毒，并检查手术区域的皮肤有无感染灶；④术前 30min 给予术前用药，取下假牙、发卡等，协助患者解大小便；⑤备齐术中用药用物、病历，同患者一起送至手术室(填写手术患者核对单，供手术室核对)。

第五节　外科手术后的护理

(1)执行外科各专业组护理。

(2)安置患者，检查各种引流装置并妥善固定。测量血压、脉搏，查看麻醉记录单，处理医嘱，向手术者了解患者术中情况，如实施什么手术，切除何种脏器及组织，术中有无意外情况等。

(3)按医嘱使患者合理卧位。全麻患者未醒前取平卧位，头偏向一侧。清醒后且血压稳定，如为胸腹、颈部手术取半卧位；如为颅脑手术，床头抬高 15°～30°；如为阴囊、腹股沟手术取低坡卧位。硬膜外麻醉术后平卧 4～6h，然后按医嘱取合理卧位。

(4)严密观察体温、脉搏、呼吸、血压，每 15～30min 测量 1 次，直至平稳，并记录。平稳后 24h 内仍需每 2～4h 观察 1 次。如血压过高或过低，均应通知医师。

(5)按时完成特殊治疗，做好对症的处理，如止血、减压、各种引流、脱水疗法、输血等。

（6）手术后 24h 内患者疼痛，睡眠不好，酌情应用镇痛剂、镇静剂，以保证充分休息。

（7）严密观察刀口有无出血。小儿及植皮部位应制动，局部抬高或给予支架保护，保持敷料干燥。

（8）局麻或针麻患者，一般术后不禁食。椎管内麻醉的患者，肠蠕动恢复后即可进食。全麻患者，清醒后肠蠕动恢复即可进食。胃肠道手术应按医嘱禁食。患者饮食种类应按医嘱执行。

（9）做好大小便护理。凡手术前行灌肠，术后肠蠕动未恢复及禁食的患者，术后 3～4d 无大便，不需进行处理。观察有无小便，以防因术后卧床小便不习惯，导致排尿困难，使膀胱过度膨胀。

（10）凡不能自行更换体位或截瘫、水肿、低蛋白血症等患者，均应按时协助更换体位，预防压疮发生。

（11）凡禁食、高热、昏迷等术后患者，每日行口腔护理 3～4 次。

（12）鼓励患者早期下床活动。如无禁忌，鼓励并协助患者下床活动，有利于增加肺活量，促使肠蠕动恢复，增加血液循环，有利于伤口愈合等。

（13）严密观察合并症，如感染、刀口裂开、肺炎、出血等，及早发现及时通知医师。

（14）康复期指导患者锻炼，恢复机体功能。做好出院指导，针对情况做心理护理。

第六节　外科手术前的皮肤准备

手术前皮肤准备的目的主要是预防感染。皮肤准备的方法：一般手术在术前 1d 洗澡、更衣、剃毛，清除手术区域的污垢，剪指（趾）甲。骨科手术、植皮手术除以上常规外，术前 3d 每天温水浸泡局部，并用软毛刷进行刷洗。颅脑手术于术前 2h 剃头。

（1）手术区域备皮范围：①颈部手术：由下唇至胸骨角，两侧至斜方肌前缘；②乳房及胸部手术：前至对侧腋前线，后过背侧正中线，上至锁骨上部，下至肋缘下，并包括同侧上臂及腋窝；③腹部手术：上起乳头平行线，下至耻骨联合，两侧至腋后线，清除各部污垢，剃去阴毛；④肾脏手术：上起乳头，下至耻骨联合，前后均过正中线；⑤腹股沟部手术：下腹部、会阴部、大腿上 1/3，剃去阴毛；⑥会阴、肛门手术：包括会阴、臀部、腹股沟部、耻骨联合、大腿上 1/3 内侧；⑦四肢手术：全部肢体备皮；⑧腰麻及硬膜外麻醉：肩胛下至骶骨部中线两侧 20cm。

（2）备皮的注意事项：①观察手术区域皮肤有无炎症、疖肿，如有异常，应通知医师；②剃毛时防止损伤皮肤黏膜；③局部污垢不易清洁时，可用汽油，并及时洗净；④骨科手术或植皮不需包扎，以免出汗增加局部温度，致使细菌生长繁殖。

第七节　外科麻醉护理

1. 全麻

（1）麻醉前准备：①了解病情，明确手术意图、手术部位、切除脏器范围；②熟悉患者的心理状态，如对麻醉有无顾虑，针对情况做好心理护理；③了解患者有无药物过敏史，应用普鲁卡因浸润麻醉前，查阅过敏试验结果；④做好呼吸道准备。有吸烟习惯者，劝其戒烟。预防上呼吸道感染，鼓励患者做深呼吸。对开胸手术患者，指导其练习腹式呼吸，要求每分钟达到5~6次，每次练习持续2h，并练习有效的咳嗽，尽力排痰；⑤检查口、咽部有无炎症，牙齿有无松动。如有假牙，进入手术室前应取下；⑥成人术前12h禁食，4h禁饮水。小儿术前4h禁食，2h禁饮水；⑦按医嘱执行术前用药。

(2)麻醉后护理：①患者返回病房之前备好麻醉床及护理用物，如血压计、听诊器、压舌板、吸氧用物、吸痰用物、记录单等；②患者回病房后，配合医师安置好患者。向麻醉医师了解术中情况及注意事项；③患者未清醒前，取去枕平卧位，头偏向一侧，护理患者至清醒；④观察体温、脉搏、呼吸、血压，每15~30min测量1次，直至平稳，并记录；⑤妥善固定各种引流及静脉输液管，保持通畅，如有异常情况通知医师；⑥清除呼吸道、口腔分泌物及呕吐物，保持呼吸道通畅，鼓励患者有效的咳嗽，尽力排痰。给予氧气吸入，改善脑缺氧；⑦患者在清醒过程中出现躁动，应注意安全防护，必要时通知医师，酌情应用镇静剂，预防坠床等意外；⑧清醒时间延迟者，应严密观察病情，必要时通知医师；⑨患者清醒后，按医嘱取合理卧位；⑩冬季注意预防感冒，夏季预防中暑；⑪按医嘱选择饮食。

2. 椎管内麻醉

(1)麻醉前准备：术前1d行穿刺部位皮肤准备(包括剃毛、清洁)，检查穿刺部位有无炎症，术前再检查一次。如有毛囊炎应通知医师停止手术。

(2)麻醉后护理：①备好麻醉床，安置患者；②去枕平卧4~6h，然后按医嘱取合理卧位；③观察体温、脉搏、呼吸、血压，并记录；④麻醉未消失前，患者下肢不能活动，协助患者每2~3h更换一次体位，防止疲劳与不适。尤其是腹部手术患者，更换体位可促使肠蠕动恢复，预防肠粘连；⑤肠蠕动未恢复前，暂禁食。肠蠕动恢复后按医嘱进食；⑥观察下肢活动及排尿情况，如下肢出现麻木、麻痹、刺痛或尿潴留等情况，应通知医师，对症处理。⑦观察有无头痛、腹胀。如有上述症状，对症处理或通知医师。

第八节　外科休克的护理

休克是多种病因引起的机体有效循环血容量锐减，组织灌注不足，以细胞代谢紊乱、受损、微循环障碍为特征的综合征。休克可分为低血容量性、感染性、心源性、神经性和过敏性休克五类，其中外科休克主要指低血容量性休克和感染性休克。处理的关键是尽早去除病因，迅速恢复有效循环血量，恢复灌注和对组织提供足够的氧，最终目的是防止多器官功能障碍综合征(MODS)。

1. 护理评估

(1)健康状态：评估患者是否有严重创伤、大量快速失血，或存在急性腹膜炎、胆道感染、绞窄性肠梗阻等急症。

(2)症状和体征：①休克代偿期(休克早期)患者：表现为烦躁不安、四肢湿冷、心率加快、脉压小、呼吸加快、尿量减少；②休克抑制期(休克期)患者：表现为神志淡漠、反应迟钝、面色苍白、口唇发绀、脉搏细速、呼吸浅促、血压进行性下降、尿少或无尿。

(3)辅助检查：评估血生化指标、凝血机制、动脉血气分析结果，评估血流动力学监测指标，如中心静脉压、肺毛细血管楔压等。

(4)社会心理评估：评估病情危急情况下患者及家属产生的紧张、恐惧情绪。

2.护理措施

(1)急救处理：补充血容量是纠正休克引起的组织低灌注和缺氧的关键：①迅速建立两条以上静脉通道，必要时可行中心静脉插管，同时监测CVP；②合理补液。首先快速输入晶体液和人工胶体液复苏，必要时进行成分输血。若血压及中心静脉压低时，提示血容量严重不足，应快速补液。若血压低而中心静脉压升高时，提示血容量超负荷，应减慢补液速度，限制补液量，以防肺水肿及心功能衰竭。

(2)改善组织灌注，维持有效气体交换：①取休克卧位：将患者置于仰卧中凹位，避免不必要的搬动和翻身，注意保暖；②经鼻导管给氧：氧流量为6～8L/min，严重呼吸困难时，可行气管插管或气管切开，并尽早使用呼吸机辅助呼吸；③保持呼吸道通畅：及时清除口、咽部和气道内分泌物，协助患者咳嗽、咳痰，鼓励患者定时做深呼吸，必要时给予超声雾化吸入，促进痰液稀释和排出。

(3)药物治疗与护理：①应用血管活性药物过程中，注意监测血压的变化，及时调整输液速度。使用时从低浓度、慢速度开始，并按药物浓度严格控制滴速，严防药物外渗。血压平稳后，逐渐降低药物浓度，减慢速度后再停药，以防突然停药引起不良反应；②心功能不全患者，在使用强心药过程中，要注意观察患者心率变化及药物不良反应；③休克患者由于组织缺氧，常伴有不同程度的酸中毒，在使用碱性药物时，注意监测呼吸功能，保持呼吸功能完整，预防CO_2潴留和继发性酸中毒。

(4)病情观察：①根据病情严密监测脉搏、呼吸、血压及CVP变化，注意观察患者意识、皮肤温度及色泽的变化，每15～30min观察1次。若患者意识从淡漠、迟钝转为清醒、烦躁再转为平静，则提示病情好转。若患者面部和口唇色泽由苍白转为红润、肢体转暖，则提示休克好转；②留置尿管，动态监测尿量及尿比重。当尿量<25mL/h、比重增加者表明仍存在肾供血不足，当尿量维持在30mL/h以上时，则提示休克已纠正；③注意观察CVP监测指标。当CVP<0.49kPa(5cmH_2O)时，表示血容量不足；当CVP高于1.47kPa(15cmH_2O)时，则提示心功能不全；当CVP超过1～96kPa(20cmH_2O)时，则表示存在充血性心力衰竭。

(5)预防感染：严格执行各项无菌操作规程，遵医嘱合理应用抗生素，采取有效措施预防肺部感染。保持床单清洁、平整、干燥，预防压疮的发生。

(6)预防意外损伤：对于烦躁或神志不清的患者，应加床旁护栏以防坠床，必要时，四肢以约束带固定于床边。

(7)心理护理：护士应安慰和鼓励患者，以减轻其恐惧及焦虑。一切治疗操作均需小心、细致，尽量减少患者痛苦。

3.健康指导

(1)了解手术前后的相关健康知识，掌握引流管及伤口或创面的保护方法。

(2)预防呼吸道感染，指导患者积极翻身、排痰，预防感冒。

(3)指导患者加强自我保护，避免或减轻意外损伤。

(4)指导患者掌握意外损伤后的初步处理和自救知识，如伤处加压包扎止血等。

4.护理评价

经过治疗和护理，评价患者是否达到：①血容量正常，生命体征平稳，CVP、尿量正常；②组织灌注量改善，四肢末梢温暖；呼吸平稳，血气分析正常；③未发现感染征象，体温、血象正常；④未发生意外损伤；⑤情绪平稳，恐惧、焦虑等心理得到缓解。

第三章　普通外科护理

第一节　甲状腺功能亢进病人护理常规

一、术前护理

(1)保持病室安静、舒适、避免不良刺激。

(2)加强心理护理，消除紧张焦虑情绪。

(3)进食高热量、高维生素、高蛋白饮食，多饮水，禁食咖啡等刺激性食物，适当限制海产品。

(4)指导病人进行头、颈过伸体位训练。

(5)了解病人声音情况，以便与术后对比。

(6)术前药物准备的护理，术前通过药物降低基础代谢是甲亢病人手术准备的重要环节。

二、术后护理

(1)麻醉后取半卧位，以利呼吸，鼓励病人做吞咽动作，有利切口积液引流。

(2)术后24h内持续心电监护，监测脉搏、呼吸、血压，观察切口渗血情况，以及有无喉头水肿，呼吸困难等表现，随时保持呼吸道通畅，气管切开包置床旁备用。

(3)观察有无喉返神经、喉上神经损伤，如出现声嘶、饮水呛咳，应通知医生进行处理。

(4)术后12～36h密切观察有无甲状腺危象发生，如血压升高、脉搏快而弱(＞120次/min)、大汗、高热(＞39℃)、烦躁不安，呼吸困难、谵妄、甚至昏迷，并伴恶心、呕吐、腹泻等，应积极配合医生抢救。

(5)出现手足抽搐麻木，应考虑甲状旁腺损伤，查血钙浓度，给10%葡萄糖酸钙静脉缓推。

(6)术后第1～2d进食温流质饮食，食物不能过热或过冷，逐渐过渡到普食。

第二节　乳腺癌病人护理常规

女性乳腺是由皮肤、纤维组织、乳腺腺体和脂肪组成的，乳腺癌是发生在乳腺腺上皮组织的恶性肿瘤。乳腺癌中99%发生在女性，男性仅占1%。

乳腺并不是维持人体生命活动的重要器官，原位乳腺癌并不致命；但由于乳腺癌细胞丧失了正常细胞的特性，细胞之间连接松散，容易脱落。癌细胞一旦脱落，游离的癌细胞可以随血液或淋巴液播散全身，形成转移，危及生命。目前乳腺癌已成为威胁女性身心健康的常见肿瘤。

一、临床表现

早期乳腺癌往往不具备典型的症状和体征，不易引起重视，常通过体检或乳腺癌筛查发现。以下为乳腺癌的典型体征：

1. 乳腺肿块

80%的乳腺癌患者以乳腺肿块首诊。患者常无意中发现乳腺肿块，多为单发，质硬，边缘不规则，表面欠光滑。大多数乳腺癌为无痛性肿块，仅少数伴有不同程度的隐痛或刺痛。

2. 乳头溢液

非妊娠期从乳头流出血液、浆液、乳汁、脓液，或停止哺乳半年以上仍有乳汁流出者，称为乳头溢液。引起乳头溢液的原因很多，常见的疾病有导管内乳头状瘤、乳腺增生、乳腺导管扩张症和乳腺癌。单侧单孔的血性溢液应进一步检查，若伴有乳腺肿块更应重视。

3. 皮肤改变

乳腺癌引起皮肤改变可出现多种体征，最常见的是肿瘤侵犯了连接乳腺皮肤和深层胸肌筋膜的 Cooper 韧带，使其缩短并失去弹性，牵拉相应部位的皮肤，出现"酒窝征"，即乳腺皮肤出现一个小凹陷，像小酒窝一样。若癌细胞阻塞了淋巴管，则会出现"橘皮样改变"，即乳腺皮肤出现许多小点状凹陷，就像橘子皮一样。乳腺癌晚期，癌细胞沿淋巴管、腺管或纤维组织浸润到皮内并生长，在主癌灶周围的皮肤形成散在分布的质硬结节，即所谓"皮肤卫星结节"。

4. 乳头、乳晕异常

肿瘤位于或接近乳头深部，可引起乳头回缩。肿瘤距乳头较远，乳腺内的大导管受到侵犯而短缩时，也可引起乳头回缩或抬高。乳头湿疹样癌，即乳腺 Paget's 病，表现为乳头皮肤瘙痒、糜烂、破溃、结痂、脱屑、伴灼痛，以致乳头回缩。

5. 腋窝淋巴结肿

大医院收治的乳腺癌患者 1/3 以上有腋窝淋巴结转移。初期可出现同侧腋窝淋巴结肿大，肿大的淋巴结质硬、散在、可推动。随着病情发展，淋巴结逐渐融合，并与皮肤和周围组织粘连、固定。晚期可在锁骨上和对侧腋窝摸到转移的淋巴结。

二、术前护理

(1)加强心理护理，解除思想顾虑。

(2)备皮尤应注意乳头及乳晕部位的清洁，如需植皮者，还应做好供皮区的皮肤准备。

三、术后护理

(1)麻醉清理后取半卧位，并观察呼吸情况。

(2)留置血浆管者应接负压引流器行低负压引流(负压在 8～10kPa)，并保持引流管稳妥、通畅，观察并记录引流液颜色、性状及量。

(3)患肢抬高制动，外展 30°，并观察患肢肢端血液循环情况，禁在患肢输液、测血压等，勿患肢负重物。

(4)功能锻炼：术后 3d 开始进行腕、肘部活动，术后 1 周作肩部活动，循序渐进，3 周后患侧手指可触及对侧耳部，术后 10 周可进行外展肩关节。

(5)加强营养，进食高蛋白、高维生素食物。

(6)健康教育：遵医嘱按时进行放、化疗、定期自查乳房，进行义乳自我修饰。

第三节 腹部疝病人护理常规

腹部疝又可分为腹外疝和腹内疝，腹内疝少见，腹外疝更为多见。临床上常见的腹股沟疝是腹外疝的一种，约占腹外疝总数的90%。据有关资料显示全世界每年大约有两千万例的腹股沟疝气患者。

一、症状体征

慢性咳嗽、经常呕吐、便秘、脱肛、尿道狭窄、包茎、膀胱结石、排尿费力、腹部手术、外伤等病史，既往疝嵌顿史。注意腹部异常膨隆或凹陷、腹水、肝脾大、站立时有肿块突出等。老年人应检查前列腺肥大。胸部一侧呼吸运动度受限、呼吸音减弱，肋间饱满，以及在胸部可听到肠鸣音或振水音等膈疝体征。腹股沟疝应注意疝的外形及疝环大小，站立或咳嗽时内容物降入阴囊，卧位时复位。

二、术前护理

(1)常规术前准备，备皮应彻底、干净。

(2)戒烟、原有咳嗽、便秘者，及时治疗，注意保暖勿受凉。

三、术后护理

(1)一般病人术后6～12h无恶心、呕吐可进流质。

(2)术后当日屈膝、屈髋平卧，膝下垫软枕，托起阴囊，3d后方可下地活动。

(3)观察切口有无出血及阴囊有无水肿、血肿征象。

(4)1kg沙袋压迫切口4～6h。

(5)避免腹内压增高因素，以免造成复发，如剧烈咳嗽，用力排便。

(6)无张力术后第2d即可下床。

第四节 急性腹膜炎病人护理常规

急性腹膜炎是常见的外科急腹症，其病理基础是腹膜壁层和(或)脏层因各种原因受到刺激或损害发生急性炎性反应，多由细菌感染，化学刺激或物理损伤所引起。大多数为继发性腹膜炎，源于腹腔的脏器感染，坏死穿孔、外伤等。其典型临床表现为腹膜炎三联征-腹部压痛、腹肌紧张和反跳痛，以及腹痛、恶心、呕吐、发烧、白细胞升高等，严重时可致血压下降和全身中毒性反应，如未能及时治疗可死于中毒性休克。部分病人可出现盆腔脓肿、肠间脓肿和膈下脓肿，髂窝脓肿及粘连性肠梗阻等并发症。

一、临床表现

急性腹膜炎的主要临床表现有腹痛、腹部压痛、腹肌紧张和反跳痛，常伴有恶心、呕吐、腹胀、发热、低血压、速脉、气急、白细胞增多等中毒现象。因本病大多为腹腔内某一疾病的并发症，故起病前后常有原发病症状。

(一)临床症状

1.腹痛

腹痛是最主要常见的症状,多数突然发生,持续存在,迅速扩展,其性质取决于腹膜炎的种类(化学性抑或细菌性),病变的范围和患者的反应。胃、十二指肠、胆囊等器官急性穿破引起弥漫性腹膜炎时,消化液刺激腹膜,则骤然产生强烈的全腹疼痛,甚至产生所谓腹膜休克。少数病例在发生细菌继发感染之前,可因腹膜渗出大量液体,稀释刺激物,而出现腹痛和腹膜刺激征暂时缓解的病情好转假象;当继发细菌感染后,则腹痛再度加剧。细菌感染引起的腹膜炎一般先有原发病灶(如阑尾炎、胆囊炎等)的局部疼痛,穿孔时腹痛比较缓起,呈胀痛或钝痛,不像胃、胆囊急性穿破的剧烈,且疼痛逐渐加重并从病灶区域向全腹扩散。腹痛的程度因人而异,有些患者诉说异常剧烈的持续性疼痛,另一些仅述钝痛或不适感。

2.恶心、呕吐

由于腹膜受到刺激,引起反射性恶心、呕吐,吐出物为胃内容物,有时带有胆汁;以后由于麻痹性肠梗阻,呕吐变为持续性而无恶心,吐出物可为黄绿色胆汁,甚至棕褐色粪样内容物。

3.其他症状

在空腔脏器急性穿孔产生腹膜炎时,由于腹膜休克或毒血症,虚脱现象常见,此时体温多低于正常或接近正常;当虚脱改善而腹膜炎继续发展时,体温开始逐渐增高。若原发病为急性感染(如急性阑尾炎和急性胆囊炎),在发生急性腹膜炎时,体温常比原有的更高。在急性弥漫性腹膜炎病例,由于腹膜渗出大量液体,腹膜及肠壁高度充血、水肿,麻痹的肠腔积聚大量液体,加上呕吐失水等因素,有效循环血容量及血钾总量显著减少。此外,由于肾血流量减少,毒血症加重,心、肾及周围血管功能减损,患者常有低血压及休克表现,脉搏细数或不能扪及,也可有口渴、少尿或无尿、腹胀、无肛门排气。有时有频繁的呃逆,其原因可能是炎症已波及膈肌。

(二)体征

腹膜炎患者多有痛苦表情。咳嗽、呼吸、转动身体均可使腹痛加剧。患者被迫采取仰卧位,两下肢屈曲,呼吸表浅频数。在毒血症后期,由于高热、不进饮食、失水、酸中毒等情况,使中枢神经系统和各重要器官处于抑制状态,此时患者呈现精神抑郁、全身厥冷、面色灰白、皮肤干燥、眼球及两颊内陷、鼻部尖削、额出冷汗。

腹部检查可发现典型的腹膜炎三联征:腹部压痛、腹肌紧张和反跳痛。在局限性腹膜炎,三者局限于腹部的一处,而在弥漫性腹膜炎,则遍及全腹,并可见到腹式呼吸变浅,腹壁反射消失,肠鸣音减少或消失。压痛和反跳痛几乎始终存在,而腹肌紧张程度则随患者全身情况不同而不一致。一般在消化性溃疡急性穿孔时,腹壁肌肉呈木板样强直,而在极度衰弱例如肠伤寒穿孔或毒血症晚期病例,腹肌痉挛或强直征象可很轻微或缺如。腹腔内有多量渗出液时,可查出移动性浊音。胃肠穿孔致气体游离于腹腔时,55%～60%病例的肝浊音区缩小或消失。当炎症局限,形成局限性脓肿或炎性肿块且近腹壁时,可能扪及边缘不清的肿块。在盆腔的肿块或脓肿有时可通过直肠指诊扪及。

二、术前护理

(1)禁食、胃肠减压、取半卧位(无休克时)。

(2)补液、纠正水、电解质失衡。

(3)严密观察病情变化,观察生命体征及腹部体征变化。

(4)合理使用抗生素。

三、术后护理

(1)麻醉清醒后取半卧位。

(2)禁食、胃肠减压、补液、抗炎。

(3)协助翻身、叩背、鼓励深呼吸及早期活动,预防并发症。

(4)肠蠕动恢复后,拔出胃管进流质,逐步过渡到普食。

(5)置腹腔引流管者,应保持引流管稳妥、通畅、观察并记录引流颜色,性状及量。

(6)适当活动,预防并发症。

第五节　胃、十二指肠溃疡病人护理常规

一、术前护理

(1)进易消化富营养的软食或半流质。

(2)急性胃穿孔者按急性腹膜炎病人护理。

(3)大出血、休克者、快速输液、输血、待血压稳定后及早手术。

(4)幽门梗阻者,每晚温盐水洗胃、记录出入量,了解胃潴留情况。

(5)呕吐严重者,按医嘱补液,纠正水、电解质失衡。

(6)药物治疗,应用抑制胃酸分泌和保护胃黏膜的药物。

二、术后护理

(1)术后6h血压平稳后取半卧位。

(2)胃肠减压低负压引流,保持稳妥、通畅,观察记录胃液颜色,性状及量发现异常,及时报告处理。

(3)输液和营养支持:应用抗生素控制感染,给予H_2受体阻断剂或质子泵拮抗剂等制酸药物,同时给予营养支持,保证热量的供给。

(4)术后3～5d肠蠕动恢复进半量流质,5～7d进半流质,9d后进软食,观察进食后有无腹胀,腹痛以及倾倒综合征。

(5)观察有无吻合口梗阻,吻合口瘘或残端瘘征象。

(6)健康教育:心情舒畅、生活规律、少食多餐,禁食生硬及刺激性食物,劳逸结合,3月内避免体力劳动。

第六节 肠梗阻病人护理常规

任何原因引起的肠内容物通过障碍统称肠梗阻。它是常见的外科急腹症之一。有时急性肠梗阻诊断困难,病情发展快,常致患者死亡。目前的死亡率一般为 5%～10%,有绞窄性肠梗阻者为 10%～20%。水、电解质与酸碱平衡失调,以及患者年龄大合并心肺功能不全等常为死亡原因。

一、临床表现

1.粘连性肠梗阻表现

(1)以往有慢性梗阻症状和多次反复急性发作的病史。

(2)多数病人有腹腔手术、创伤、出血、异物或炎性疾病史。

(3)临床症状为阵发性腹痛,伴恶心、呕吐、腹胀及停止排气排便等。

体检:

(1)全身情况:梗阻早期多无明显改变,晚期可出现体液丢失的体征。发生绞窄时可出现全身中毒症状及休克。

(2)腹部检查应注意如下情况:①有腹部手术史者可见腹壁切口瘢痕;②病人可有腹胀,且腹胀多不对称;③多数可见肠型及蠕动波;④腹部压痛在早期多不明显,随病情发展可出现明显压痛;⑤梗阻肠襻较固定时可扪及压痛性包块;⑥腹腔液增多或肠绞窄者可有腹膜刺激征或移动性浊音;⑦肠梗阻发展至肠绞窄、肠麻痹前均表现肠鸣音亢进,并可闻及气过水声或金属音。

2.绞窄性肠梗阻表现

(1)腹痛为持续性剧烈腹痛,频繁阵发性加剧,无完全休止间歇,呕吐不能使腹痛腹胀缓解。

(2)呕吐出现早而且较频繁。

(3)早期即出现全身性变化,如脉率增快,体温升高,白细胞计数增高,或早期即有休克倾向。

(4)腹胀:低位小肠梗阻腹胀明显,闭襻性小肠梗阻呈不对称腹胀,可触及孤立胀大肠襻,不排气排便。

(5)连续观察:可发现体温升高,脉搏加快,血压下降,意识障碍等感染性休克表现,肠鸣音从亢进转为减弱。

(6)明显的腹膜刺激征。

(7)呕吐物为血性或肛门排出血性液体。

(8)腹腔穿刺为血性液体。

二、术前护理

(1)卧床休息,禁食、补液、纠正水、电解质失衡,记录出入量。

(2)胃肠减压,保持通畅有效,观察记录胃液量以及性状,如为血性液体,应考虑绞窄性肠梗阻。

(3)观察病情:定期测 BP、P,注意休克先兆,观察腹痛情况,腹部体征及肛门排气排便情况，从而判断有无绞窄性肠梗阻。

(4)呕吐者，应观察呕吐物性质及量。

(5)中药治疗者，灌药后夹管1～2h，再开放并观察疗效。

三、术后护理

(1)保证有效的胃肠减压。

(2)注意口腔卫生，预防肺部并发症，早期活动，防止肠粘连。

(3)禁食2～3d，禁食期间，维持体液平衡，肠蠕动恢复后进流质，并观察有无腹胀、腹痛，以后根据病情更改饮食。

(4)施行肠外置管者，按肠瘘病人护理，给予胃肠外营养。

(5)健康教育：适当活动，不宜饭后剧烈活动，进易消化食物，勿暴饮暴食，保持大便通畅，如有腹痛等不适及时复诊。

第七节　急性阑尾炎病人护理常规

急性阑尾炎为外科常见急腹症，多发于青少年，阑尾炎管腔梗阻是发生疾病的主要原因，其次有：细菌侵入(多为革兰氏阴性杆菌或厌氧菌)，胃肠功能紊乱，临床表现：典型的转移性右下腹疼痛，胃肠道症状，全身反应。体征：右下腹压痛、腹膜刺激征。

一、分类

1.急性单纯性阑尾炎

为早期的阑尾炎，病变以阑尾黏膜或黏膜下层较重。阑尾轻度肿胀、浆膜面充血、失去正常光泽。黏膜上皮可见一个或多个缺损，并有嗜中性粒细胞浸润和纤维素渗出。黏膜下各层有炎性水肿。

2.急性蜂窝织炎性阑尾炎

又称急性化脓性阑尾炎，常由单纯阑尾炎发展而来。阑尾显著肿胀，浆膜高度充血，表面覆以纤维素性渗出物。镜下可见炎性病变呈扇面形由表浅层向深层扩延，直达肌层及浆膜层。阑尾壁各层皆为大量嗜中性粒细胞弥漫浸润，并有炎性水肿及纤维素渗出。阑尾浆膜面为渗出的纤维素和嗜中性粒细胞组成的薄膜所覆盖，即有阑尾周围炎及局限性腹膜炎表现。

3.急性坏疽性阑尾炎

是一种重型的阑尾炎。阑尾因内腔阻塞、积脓、腔内压力增高及阑尾系膜静脉受炎症波及而发生血栓性静脉炎等，均可引起阑尾壁血液循环障碍，以致阑尾壁发生坏死。此时，阑尾呈暗红色或黑色，常导致穿孔，引起弥漫性腹膜炎或阑尾周围脓肿。

二、临床表现

1.腹痛

典型的急性阑尾炎初期有中上腹或脐周疼痛，数小时后腹痛转移并固定于右下腹。早期阶段为一种内脏神经反射性疼痛，故中上腹和脐周疼痛范围较弥散，常不能确切定位。当炎症波及浆膜层和壁腹膜时，疼痛即固定于右下腹，原中上腹或脐周痛即减轻或消失。因此，无典型的转移性右下腹疼痛史并不能除外急性阑尾炎。

单纯性阑尾炎常呈阵发性或持续性胀痛和钝痛，持续性剧痛往往提示为化脓性或坏疽性阑尾炎。持续剧痛波及中下腹或两侧下腹，常为阑尾坏疽穿孔的征象。有时阑尾坏疽穿孔，腹痛反而有所缓解，但这种疼痛缓解的现象是暂时的，且其他伴随的症状和体征并未改善，甚至有所加剧。

2. 胃肠道症状

单纯性阑尾炎的胃肠道症状并不突出。在早期可能由于反射性胃痉挛而有恶心、呕吐。盆腔位阑尾炎或阑尾坏疽穿孔可有排便次数增多。

3. 发热

一般只有低热，无寒战，化脓性阑尾炎一般亦不超过 38℃。高热多见于阑尾坏疽、穿孔或已并发腹膜炎。伴有寒战和黄疸，则提示可能并发化脓性门静脉炎。

4. 压痛和反跳痛

腹部压痛是壁腹膜受炎症刺激的表现。阑尾压痛点通常位于麦氏点，即右髂前上棘与脐连线的中、外 1/3 交界处。随阑尾解剖位置的变异，压痛点可相应改变，但关键是右下腹有一固定的压痛点。反跳痛也称 Blumberg 征。在肥胖或盲肠后位阑尾炎的病人，压痛可能较轻，但有明显的反跳痛。

5. 腹肌紧张

阑尾化脓即有此体征，坏疽穿孔并发腹膜炎时腹肌紧张尤为显著。但老年或肥胖病人腹肌较弱，须同时检查对侧腹肌进行对比，才能判断有无腹肌紧张。

6. 皮肤感觉过敏

在早期，尤其在阑尾腔有梗阻时，可出现右下腹皮肤感觉过敏现象，范围相当于第 10～12 胸髓节段神经支配区，位于右髂嵴最高点、右耻骨嵴及脐构成的三角区，也称 Sherren 三角，它并不因阑尾位置不同而改变，如阑尾坏疽穿孔则在此三角区皮肤感觉过敏现象即消失。

三、术前护理

(1)常规术前准备。

(2)术前忌灌肠。

四、术后护理

(1)体位：术后 6h 后取半卧位。

(2)生命体征及病情观察。

(3)密切观察切口有无渗血、渗液、若有引流管，应保持通畅，观察并记录引流液颜色、性状、气味、量。

(4)饮食，待肠蠕动恢复后开始逐渐进食，从流质→半流→普食，并注意进食后有无肠梗阻征象。饮食宜采用高蛋白，高维生素类。

(5)早期活动，防止肠粘连。

(6)继续用抗生素控制感染，术后 3～5d 禁强泻剂和刺激强的肥皂水灌肠。

(7)并发症的观察：包括有无切口感染、粘连性肠梗阻、出血、腹腔感染或脓肿、阑尾残株炎、粪瘘等。

(8)健康教育：切口清洁避免摩擦；出院后 1 月内不参加重体力劳动，避免腹内压增高，防止切口裂开。

第八节　下肢静脉曲张病人护理常规

下肢静脉曲张以大隐静脉曲张为最常见，主要原因是静脉瓣膜功能不全，静脉壁薄弱及静脉压力增高，常与职业因素有关。经常站立或腹内压增高的人，初期：多有酸胀不适和疼痛，沉重感；后期以并发症为主，如皮肤萎缩、脱屑、色素沉着、皮下硬结、湿疹和溃疡。

一、临床表现

发病早期，多为下肢酸胀不适及钝痛感，同时有肢体沉重感，易乏力。多在久站后上述感觉加重，通过平卧、肢体抬高则可缓解。病变中后期，静脉壁受损，静脉隆起、扩张、迂曲，呈蚯蚓样外观，以小腿内侧大隐静脉走行区明显。病程长者，肢体皮肤则出现营养性改变，如脱屑、瘙痒、色素沉着等，甚至形成湿疹及溃疡。随着病情的演变，可以伴随血管走行的疼痛、下肢肿胀、瘀积性皮炎、浅静脉血栓等症状。

二、术前护理

(1)减少下肢静脉血液淤滞及水肿：卧床休息，抬高患肢 30°；避免长久站立、行走、保持大便通畅。

(2)保护薄弱处皮肤，避免破损。

(3)皮肤准备：备皮要彻底，干净，以免术后切口感染；有炎症者应用抗生素，溃疡者加强换药。

三、术后护理

(1)卧床休息，抬高患肢 30°，促进下肢静脉回流。

(2)伤口自远而近加压包扎，注意末梢循环及肢体肿胀情况。

(3)密切观察切口有无红肿，压痛等感染征象。

(4)早期活动肢体，促进血液循环，防止血栓形成，术后 3d 可下床逐渐活动。

(5)溃疡者继续换药。

(6)健康教育：多休息，休息时抬高下肢，避免长久站立、行走、负重；保持大便通畅；使用弹力袜。

第九节　小儿肠套叠病人护理常规

一段肠管套入其相连的肠腔内称肠套叠，是小儿肠梗阻的常见原因。80%发生在 2 岁以下婴儿，病因可能与食物性质的变更，肠功能失调致蠕动异常，盲肠活动度过大，肠道息肉，肿瘤等有关。典型症状：腹痛，血便、腹部肿块、呕吐。早期可空气或钡剂灌肠复位，如复位不成功或病期超过 48h，或怀疑肠坏死、肠穿孔等应及时手术。

一、临床表现

小儿肠套叠分为婴儿肠套叠(1 岁以内者)和儿童肠套叠，临床上以前者多见。

1. 婴儿肠套叠

为原发性肠套叠，临床特点如下：

(1)阵发性哭吵：常见既往健康肥胖的婴儿，突然出现阵发性有规律的哭闹，持续 10～20min，伴有手足乱动、面色苍白、拒食、异常痛苦表现，然后有 5～10min 或更长时间的暂时安静，如此反复发作。此种阵发性哭闹与肠蠕动间期相一致，由于肠蠕动将套入肠段向前推进，肠系膜被牵拉，肠套叠鞘部产生强烈收缩而引起的剧烈疼痛，当蠕动波过后，患儿即转为安静。肠套叠晚期合并肠坏死和腹膜炎后，患儿表现萎靡不振，反应低下。

(2)呕吐：初为奶汁及乳块或其他食物，以后转为胆汁样物，1～2d 后转为带臭味的肠内容物，提示病情严重。

(3)腹部包块：在 2 次哭闹的间歇期检查腹部，可在右上腹肝下触及腊肠样、稍活动并有轻压痛的包块，右下腹一般有空虚感，肿块可沿结肠移动，严重者可在肛门指诊时，在直肠内触到子宫颈样肿物，即为套叠头部。

(4)果酱样血便：婴儿肠套叠发生血便者达 80%以上，为首要症状就诊，多在发病后 6～12h 排血便，早者在发病后 3～4h 即可出现，为稀薄黏液或胶冻样果酱色血便，数小时后可重复排出。

(5)肛门指诊：有重要临床价值，有些来诊较早患儿，虽无血便排出，但通过肛门指诊可发现直肠内有黏液血便，对诊断肠套叠极有价值。

(6)全身状况：依就诊早晚而异，早期除面色苍白，烦躁不安外，营养状况良好。晚期患儿可有脱水，电解质紊乱，精神萎靡不振、嗜睡、反应迟钝。发生肠坏死时，有腹膜炎表现，可出现中毒性休克等症状。

2. 儿童肠套叠

儿童肠套叠临床症状与婴儿肠套叠相比较，症状不典型。起病较为缓慢，多表现为不完全性肠梗阻，肠坏死发生时间相对比较晚。患儿也有阵发性腹痛，但发作间歇期较婴儿为长，呕吐较少见。据统计儿童肠套叠发生便血者只有 40%左右，而且便血往往在套叠后几天才出现，或者仅在肛门指诊时指套上有少许血迹。儿童较合作时，腹部查体多能触及腊肠型包块。很少有严重脱水及休克表现。

二、术前护理

(1)禁食、胃肠减压，补液纠正脱水及酸中毒，应用抗生素。

(2)术前准备，按腹部外科常规护理。

三、术后护理

(1)持续心电监护。

(2)麻醉清醒后，取半卧位。

(3)早期活动，促进肠蠕动。

(4)禁食、胃肠减压，待肛门排气后逐渐进食。

(5)应用抗生素，维持水，电解质平衡。

(6)密切观察切口敷料及病情变化，及时发现术后并发症如肠瘘。

(7)健康指导：不宜暴饮暴食、不宜饭后剧烈活动，小儿防受凉。

第十节　肠瘘病人护理常规

任何原因造成肠壁破损，肠内容物流入腹腔内其他空腔脏器或腹壁外，前者称为内瘘，后者称为外瘘。发生在空肠以上称高位肠瘘，回肠以下者称低位肠瘘。

一、临床表现

1.瘘口

腹壁有一个或多个瘘口，有肠液、胆汁、气体或食物排出，是肠外瘘的主要临床表现。手术后肠外瘘可于手术3～5d后出现症状，先有腹痛、腹胀及体温升高，继而出现局限性或弥漫性腹膜炎征象或腹内脓肿。术后1周左右，脓肿向切口或引流口穿破，创口内即可见脓液、消化液和气体排出。较小的肠外瘘可仅表现为经久不愈的感染性窦道，于窦道口间歇性地有肠内容物或气体排出。严重的肠外瘘可直接在创面观察到破裂的肠管和外翻的肠黏膜，即唇状瘘；或虽不能直接见到肠管，但有大量肠内容物流出，称管状瘘。由于瘘口流出液对组织的消化和腐蚀，再加上感染的存在，可引起瘘口部位皮肤糜烂或出血。

2.营养物质吸收障碍

肠外瘘发生后，由于大量消化液的丢失，患者可出现明显的水、电解质紊乱及酸碱代谢失衡。由于机体处于应激状态，分解代谢加强，可出现负氮平衡和低蛋白血症。严重且病程长者，由于营养物质吸收障碍及大量含氮物质从瘘口丢失，患者体重可明显下降、皮下脂肪消失或骨骼肌萎缩。

3.感染

在肠外瘘发展期，可出现肠袢间脓肿、膈下脓肿或瘘口周围脓肿，由于这些感染常较隐蔽，且其发热、白细胞计数增加、腹部胀痛等常被原发病或手术的创伤等所掩盖，因此，很难在早期做出诊断及有效的引流。

二、护理

(1)加强心理护理，同情、安慰、鼓励病人，解除顾虑、增强治疗信心。

(2)半卧位、保护瘘口，用支架托起，冬天用烤灯避免受凉，保持瘘口周围皮肤清洁干燥。可涂氧化锌油膏、紫草油保护，注意观察造瘘口血运情况。缺血则呈暗红或淡紫色，坏死则发黑。

(3)营养支持，包括肠外营养(PN)肠内营养(EN)，注意电解质、维生素、微量元素的补充。根据肠瘘的具体情况选择方法。

(4)控制感染，适当应用抗感染药物。

(5)加强基础护理，预防并发症。

(6)饮食指导，避免刺激食物。

(7)适当活动，避免肠内压增高因素。

第十一节　结肠癌病人护理常规

结肠癌在消化道肿瘤中较为常见,好发于 40～60 岁,病因尚不明确,一般认为与腺癌、息肉、溃疡性结肠炎及晚期血吸虫病有一定关系。临床表现以排便紊乱(便秘或腹泻)、便血、腹部包块为主。

一、临床表现

结肠癌患者早期表现为腹胀、消化不良,而后出现排便习惯改变,便前腹痛,稍后出现黏液便或黏液脓性血便。肿瘤溃烂、失血、毒素吸收后,常出现贫血、低热、乏力、消瘦、水肿等中毒症状。如出现腹胀、腹痛、便秘或便闭,体检见腹隆、肠型、局部有压痛,闻及亢进的肠鸣音,提示可能出现不全性或完全性低位肠梗阻。若瘤体与网膜、周围组织浸润黏结,形成不规则包块,有一定的活动度。晚期可出现黄疸、腹腔积液、水肿等肝转移征象、恶病质、直肠前凹包块、锁骨上淋巴结、肿大等肿瘤远处扩散转移的表现。结肠癌部位不同,临床表现不同,分述如下:

1. 右半结肠癌

右半结肠腔大,粪便为液状,癌肿多为溃疡型或菜花状癌,很少形成环状狭窄,不常发生梗阻。若癌肿溃破出血,继发感染,伴有毒素吸收,可有腹痛、大便改变、腹块、贫血、消瘦或恶病质表现。

2. 左半结肠癌

左半结肠肠腔细,粪便干硬。左半结肠癌常为浸润型,易引起环状狭窄,主要表现为急、慢性肠梗阻。包块体积小,既无溃破出血,又无毒素吸收,罕见贫血、消瘦、恶病质等症状,也难扪及包块。结肠癌往往有器官转移,远处转移主要是肝脏。淋巴转移一般由近而远扩散,也有不按顺序的跨越转移。癌肿侵入肠壁肌层后淋巴转移的概率更多。结肠癌癌细胞或癌栓子也可通过血液转移,先到肝脏,后达肺、脑、骨等其他组织脏器。结肠癌也可直接浸润周围组织与脏器,脱落在肠腔内,可种植到别处黏膜上。播散至全腹者,可引起癌性腹膜炎,出现腹腔积液等。

二、术前护理

(1)重视心理护理,增加病人治病的信心。

(2)完善各项术前常规检查,贫血者应少量多次输血,血清蛋白偏低者给予补充。

(3)增强营养,给予高蛋白,高热量,高维生素易消化的少渣饮食,增强手术耐受力。

(4)充分的肠道准备,术前 3d 口服肠道抑菌药,如庆大霉素、甲硝唑。遵医嘱肌注维生素 K_1,术前 3d 控制饮食,给流质饮食,术前 1d 彻底清洁肠道,如口服 20%甘露醇 250～500mL 或清洁灌肠。

(5)手术晨置胃管及尿管。

三、术后护理

(1)密切观察:生命体征及伤口渗血情况,腹腔引流管及尿管情况,腹部体征观察,注意有无腹膜炎征象。

(2)禁食，胃肠减压2～3d，待肛门排气后进少量流质饮食，一周后进半流质饮食。

(3)营养支持，防止吻合口瘘。

(4)控制感染，适当应用抗感染药物。

(5)加强基础护理，防止并发症。

(6)多翻身，早期活动，防止静脉血栓形成，术后两周内禁止灌肠。

(7)造瘘者按人造肛门护理。

(8)出院指导：保持心情舒畅；定期复查，支持放疗化疗；避免腹内压增高因素；进易消化高热量、高维生素、高蛋白食品、少渣饮食。

第十二节　直肠癌病人护理常规

直肠癌是胃肠道最常见的恶性肿瘤之一，发病年龄在30～60岁。早期症状是排便习惯改变和大便带血，有里急后重，排便不尽感，晚期癌肿侵及骶骨神经丛时，有剧烈持续疼痛，浸入膀胱，尿道时有排尿不畅、尿痛；转至肝脏时有肝大、腹水、黄疸，水肿等恶病质现象。

一、临床表现

(1)早期直肠癌多数无症状。

(2)直肠癌生长一定程度时出现排便习惯改变、血便、脓血便、里急后重、便秘、腹泻等。

(3)大便逐渐变细，晚期则有排便梗阻、消瘦甚至恶病质。

(4)肿瘤侵犯膀胱、尿道、阴道等周围脏器时出现尿路刺激症状、阴道流出粪液、骶部及会阴部疼痛、下肢水肿等。

二、术前护理

(1)心理护理及健康指导。

(2)术前3d流质饮食，并口服肠道抑菌药：口服庆大霉素、甲硝唑。

(3)术前1d彻底清洁肠道：①口服2.5%甘露醇500mL；②清洁肠道；③静脉输液。

(4)手术日晨置胃管及尿管。

三、术后护理

(1)严密观察病情；监测生命体征，术后24内注意有无内出血征象，观察腹部、会阴部伤口有无渗血，会阴部血浆管是否通畅，观察引流量及性状。

(2)体位：半卧位。

(3)饮食：胃肠减压2～3d，术后3d进流质，一周后半流质，两周后少渣饮食。会阴部清洁干燥，拔管前训练膀胱功能，拔管后，了解情况有无排尿困难，尿频，尿失禁，必要时重置尿管或膀胱冲洗。

(4)骶前引流管一般5～7d，量少，色清可拔除，拔除后可用1：5000高锰酸钾溶液坐浴。

(5)指导病人自行护理假肛：①初期，排便次数多，可遵医嘱口服苯乙哌啶，并用支架支撑被褥，避免假肛受压和衣、被污染；②每日用温开水清洗假肛周围皮肤1～2次，并涂以紫草油或氧化锌软膏；③避免引起腹内压增高的因素。

(6)康复指导：①合理使用假肛套；②养成定时排便习惯；③防止瘘口狭窄，扩张瘘口；④合理饮食，避免产气及刺激性食物。

第十三节 胰腺炎病人护理常规

胰腺炎可分为单纯水肿型和出血坏死型胰腺炎。

一、临床表现

1.急性胰腺炎

发作前多有暴饮暴食或胆道疾病史。急性胰腺炎可分为普通型和出血坏死型。出血坏死型较少见，但病情严重，死亡率高。

(1)休克：患者常出现休克症状如苍白、冷汗、脉细、血压下降等，引起休克的原因可有多种，如由于胰液外溢，刺激腹膜引起剧烈疼痛；胰腺组织及腹腔内出血；组织坏死，蛋白质分解引起的机体中毒等。休克严重者抢救不及时可以致死。

(2)腹痛：腹痛常位于中上腹部，有时向腰背部呈束带状放射，弯腰或前倾坐位可减轻；常突然发作于大量饮酒或饱餐后，程度不一，轻者为钝痛，重者多呈持续性绞痛。

(3)恶心、呕吐：多数患者起病即呕吐胃内容物，甚至呕吐胆汁，吐后腹痛并不缓解。

(4)发热：多数急性胰腺炎患者出现中度发热，一般持续3～5d。

(5)水电解质及酸碱失衡：患者有不同程度的脱水，频繁呕吐者可发生代谢性碱中毒，重症胰腺炎常伴有代谢性酸中毒、低钙血症、血糖升高、低血钾、低血镁。

2.慢性胰腺炎

(1)腹痛：多位于上腹部，弥散，可放射至背部、两肋，坐起或前倾有所缓解。

(2)胰腺功能不全：不同程度的消化不良症状如腹胀、食欲不佳、厌油、消瘦、脂肪泻等；半数患者因为内分泌功能障碍发生糖尿病。

(3)体征：轻度慢性胰腺炎很少有阳性体征，部分病例有上腹轻度压痛；晚期慢性胰腺炎因脂肪泻可有营养不良的表现；若急性发作，则可出现中至重度的上腹压痛。

二、护理

除外科病人一般护理常规外，应注意如下：

(1)绝对禁食、胃肠减压，以减少胰腺分泌；减轻胰腺肿胀。记录24h出入量，保持管道通畅。

(2)卧床休息，保证睡眠，病情许可取半坐卧位。

(3)出现休克者，抗休克补充血容量，纠正水、电解质紊乱及酸碱失衡。

(4)持续低流量吸氧。

(5)遵医嘱给胰酶抑制剂。诊断明确，腹痛轻者，酌情解痉止痛。遵医嘱给丹参注射液，改善胰腺微循环。根据医嘱合理、有效联合应用抗生素。

(6)动态监测血、尿淀粉酶，监测肝功能、肾功能、血清电解质等。

(7)严密观察病情，注意体温，脉搏，呼吸、血压、尿量及腹痛情况与体征。如有休克表现及时通知医生。

(8)并发症的处理。

(9)营养支持治疗。

(10)饮食指导。

(11)心理护理。

第十四节　胆囊炎、胆管炎病人护理常规

胆囊炎是较常见的疾病，发病率较高。根据其临床表现和临床经过，又可分为急性的和慢性的两种类型，常与胆石症合并存在。右上腹剧痛或绞痛，多为结石或寄生虫嵌顿梗阻胆囊颈部所致的急性胆囊炎，疼痛常突然发作，十分剧烈，或呈现绞痛样。胆囊管非梗阻性急性胆囊炎时，右上腹疼痛一般不剧烈，多为持续性胀痛，随着胆囊炎症的进展，疼痛亦可加重，疼痛呈现放射性，最常见的放射部位是右肩部和右肩胛骨下角等处。

胆道炎症以胆管炎症为主者称胆管炎，以胆囊炎症为主者称胆囊炎。两者常同时发生，多是在胆汁淤积的基础上继发细菌感染。细菌可经淋巴道或血道到达胆道，也可从肠道经十二指肠乳头逆行进入胆道。在我国以后者更为常见。可分为急性和慢性两种类型。

一、术前护理

(1)急性期一般取半卧位，禁食，腹胀者胃管减压，静脉输液，纠正水电解质失调。

(2)观察病情变化。

(3)无明显腹痛者，可嘱患者进低脂饮食。

(4)诊断明确后，腹痛剧烈时可用解痉药和镇痛药。

(5)静脉联合使用有效抗生素。

(6)加强心理护理。

二、术后护理

(1)麻醉清醒后可取半卧位，保持各引流管道通畅。

(2)病情观察，观察伤口渗血情况及腹部体征，观察皮肤、巩膜黄疸消退情况。

(3)协助患者排痰及早期活动，增强体质，防止并发症。

(4)T管按其护理常规进行护理。

(5)饮食指导：低脂饮食。1个月以上以少量多食为原则，多饮水。

(6)重症胆管炎患者，术后继续监测重要器官的功能情况。

第十五节　胆石症病人护理常规

胆囊结石主要见于成人，女性多于男性，40岁后发病率随年龄增长而增高。结石为胆固醇结石或以胆固醇为主的混合性结石和黑色胆色素结石。

一、临床表现

大多数病人无症状，仅在体检、手术和尸解时发现，称为静止性胆囊结石。少数病人的胆囊结石的典型症状为胆绞痛，表现为急性或慢性胆囊炎。主要临床表现如下：

1.胆绞痛

病人常在饱餐、进食油腻食物后或睡眠中体位改变时，由于胆囊收缩或结石移位加上迷走神经兴奋，结石嵌顿在胆囊壶腹部或颈部，胆囊排空受阻，胆囊内压力升高，胆囊强力收缩而引起绞痛。疼痛位于右上腹或上腹部，呈阵发性，或者持续疼痛阵发性加剧，可向右肩胛部和背部放射，可伴恶心、呕吐。部分病人因剧痛而不能准确说出疼痛部位。首次胆绞痛出现后，约70%的病人一年内会复发。

2.上腹隐痛

多数病人仅在进食过量、吃高脂食物、工作紧张或休息不好时感到上腹部或右上腹隐痛，或者有饱胀不适、嗳气、呃逆等，易被误诊为"胃病"。

3.胆囊积液

胆囊结石长期嵌顿或阻塞胆囊管但未合并感染时，胆囊黏膜吸收胆汁中的胆色素。分泌黏液性物质，形成胆囊积液。积液呈透明无色，又称为白胆汁。

4.其他

(1)很少引起黄疸，较轻。

(2)小结石可通过胆囊管进入胆总管内成为胆总管结石。

(3)胆总管的结石通过Oddi括约肌嵌顿于壶腹部导致胰腺炎，称为胆源性胰腺炎。

(4)因结石压迫引起胆囊炎症并慢性穿孔，可造成胆囊十二指肠瘘或胆囊结肠瘘，大的结石通过瘘管进入肠道引起肠梗阻称为胆石性肠梗阻。

(5)结石及长期的炎症刺激可诱发胆囊癌。

5.Mirizzi综合征

Mirizzi综合征是特殊类型的胆囊结石，由于胆囊管与肝总管伴行过长或者胆囊管与肝总管汇合位置过低，持续嵌顿于胆囊颈部和较大的胆囊管结石压迫肝总管，引起肝总管狭窄，反复的炎症发作更导致胆囊肝总管瘘管，胆囊管消失、结石部分或全部堵塞肝总管而引起。临床表现为反复发作胆囊炎及胆管炎，明显的梗阻性黄疸。胆道影像学检查可见胆囊增大、肝总管扩张、胆总管正常。

二、术前护理

(1)手术一般在急性发作后缓期进行。

(2)有黄疸的病人，应肌内注射维生素K_1。

(3)低脂饮食。

(4)心理护理。

(5)全面完善术前检查及准备。

三、术后护理

(1)一般护理：LC的一般护理同开腹胆囊切除术。

（2）特殊护理：①按全麻术后的护理常规进行护理；②麻醉清醒后 6～8h 病人可进食清淡流质饮食。鼓励病员下床活动，增加肺活量，减少肺部并发症的发生。

（3）呕吐护理：术后呕吐严重者延迟进食时间，酌情给予维生素 B_6、甲氧氯普胺等。

（4）二氧化碳气腹的护理：病员呼吸减慢，血 PCO_2 增高，唤醒病员，嘱其过度换气。如出现肩背部酸痛，可适当加以按摩或热敷，并做好解释。

（5）内出血的观察及护理：①严密观察生命体征；②观察病员的面色及腹部体征；③注意引流液的颜色、量、性质。

第十六节　门脉高压症病人护理常规

门脉高压症是指由门静脉系统压力升高所引起的一系列临床表现，是一个临床病症，为各种原因所致门静脉血循环障碍的临床综合表现，而不是一种单一的疾病，所有能造成门静脉血流障碍和(或)血流量增加，均能引起门脉高压症。所以门静脉高压病人在临床上往往表现出门静脉高压和原发病的症状。

一、临床表现

门脉高压症可引起侧支循环开放、脾大和脾功能亢进以及腹水等三大临床表现，其他尚有蜘蛛痣、肝掌和肝功能减退的表现。大多数患者根据临床表现即可做出门脉高压症的诊断。

1. 侧支循环的开放

侧支循环的开放是门脉高压症的独特表现，是诊断门脉高压症的重要依据，侧支循环的主要部位在：①贲门食管邻接处，引起食管胃底静脉曲张；②直肠周围静脉，引起痔静脉曲张；③肝镰状韧带周围静脉，出现脐周或腹壁静脉曲张；④腹膜后间隙静脉。不同部位的静脉曲张其意义不尽相同。比如食管静脉曲张对门脉高压症具有确诊价值，而腹壁静脉曲张、痔静脉曲张和腹膜后静脉曲张，则需注意有无其他因素。有 15%～50%患者因食管静脉下端和胃底部静脉曲张破裂，而发生呕血和便血，出血量常常较大，可伴发休克并危及生命。痔静脉曲张则可发生不同程度的便血。腹壁静脉曲张一般出现于脐上部，而后扩展到脐周，脐下和下胸部。体检时可发现脐周静脉显著扩张，以脐为中心向四周辐射脐以上的曲张静脉血流方向向上，脐以下血流方向向下。严重者在脐周出现一团状曲张静脉，形成"海蛇头"，听诊时可闻及静脉"营营"声，按压脾脏时可有增强。此体征对门脉高压有确诊意义。

2. 脾脏肿大与脾功能亢进

脾脏肿大为门脉高压症的必备条件：门脉性肝硬化病人的肝脏愈缩小脾大就愈明显。脾脏肿大可伴有脾功能亢进。病人表现有白细胞减少、血小板减少和增生性贫血，肝硬化病人约有 1/4 伴有脾功能亢进。与肝硬化引起的脾大常较显著和质地一般较硬，不同的是急性感染(伤寒、败血症等)引起的脾大常为轻度、质地柔软而淋巴肉瘤或慢性粒细胞性白血病时，脾大多为重度。

3. 腹水和肝病体征

腹水是许多疾病的临床表现之一，但主要是各种肝脏疾病引起门脉高压后所产生的(约占 80%)。通过原发病的表现及化验检查，常可将肝硬化腹水与其他系统疾病区分开来。晚期肝硬化患者常有腹水并有肝病面容、肝掌、蜘蛛痣、黄疸等体征，肝可扪及结节，晚期肝脏则可缩小。一般而言，无并发症的肝硬化腹水常起病缓慢，治疗反应较好；而肝静脉流出道阻塞引起的门脉高压（Budd-Chiari 综合征），则常起病较快，急性阻塞时常有上腹痛、肝脏肿大，可迅速出现大量腹水且是顽固性难治性腹水。肝功能失代偿患者，除乏力、食欲不振、腹胀、恶心等一般症状外，还可出现黄疸、蜘蛛痣、肝掌、皮肤色素沉着以及凝血障碍和内分泌紊乱等表现。病情至晚期可出现肝性脑病、肝肾综合征等严重并发症。

二、术前护理

(1)心理护理：针对不同心理状态而分析、解释。鼓励病人，消除顾虑。

(2)休息和饮食：肝功能尚可者，易轻微活动，适当休息；肝功能异常者，以卧床休息为主；有食管静脉曲张的病人应避免干硬的食物，进食进流质或软食，有血氨升高者给低蛋白饮食 P＜20g；有腹水者控制输液量，保持大便通畅，必要时用缓泻剂。

(3)保护肝功能，给予各种保肝药物。

(4)术晨一般不放置胃管，断流术病人必须放置时应该选择细软胃管。插入时禁用力过大。

(5)尽量避免使腹腔内压升高的活动，如剧烈咳嗽，打喷嚏，用力排便，抬重物。

(6)术前使用抗生素。分流术术前晚灌肠，用酸性液，禁用肥皂水灌肠。

三、术后护理

(1)绝对卧床休息，根据手术方式采取体位，单纯脾切除及门奇断流术后应取半卧位，分流术后取平卧位或低半卧位(小于 30°)。

(2)病情观察：(观察体征，意识状态等，尽早发现再出血及昏迷前期征象)。

(3)保持胃管、尿管及腹腔引流管通畅，观察引流液性状及量，注意有无肝肾综合征发生。

(4)体温明显增高时，按高热护理，合理使用抗生素治疗。

(5)肠蠕动恢复后进食流质饮食，2d 后可食少渣饮食，适当增加蛋白质量。

(6)继续保肝治疗及营养支持。

(7)大出血病人急诊手术后，应于术后 2～3d 开始每日少量盐水低压灌肠，连续 2～3d，以清除肠内积血，防止血氨升高。

(8)预防并发症(褥疮、肺部感染、伤口裂开等)。

(9)饮食：分流术后，要限制蛋白质的摄入量，防止术后肝性脑病，食物要细软，易消化，温度要适宜，避免再出血。

(10)禁用吗啡、哌替啶、巴比妥类药物及一切对肝脏有损害的药物。

第十七节 普外科治疗护理

一、肝叶切除术病人护理常规

(一)术前护理

(1)心理护理：针对病人存在的心理问题做好解释安慰工作，改善情绪；充分休息，配合手术顺利进行。

(2)改善机体营养状况，给予补充高热量，高蛋白食物，必要时静脉补充高营养，白蛋白或输入鲜血。

(3)提高凝血功能，全面了解肝脏功能。

(4)防治感染。

(5)术前准备：术前12h禁食，4h禁水。手术前做清洁灌肠，以减少血氨来源，防止术后肝昏迷。术晨留置胃管及尿管。

(二)术后护理

(1)注意生命体征及神志变化，加强术后出血观察，预防肝昏迷及观察肝昏迷早期症状是护理重点。

(2)绝对卧床休息。

(3)给氧，术后3～4d内间歇给予氧气吸入，以提高肝脏氧的供给，保护肝脏功能。

(4)血压稳定和意识清醒后，取半卧位。

(5)持续有效的胃肠减压。肠蠕动恢复后，方可拔管进食。

(6)保肝及营养支持。

(7)观察有无胆瘘，预防肺部并发症。

二、"T"形管引流护理

"T"管位置：胆总管切开探查，取石手术后，须在胆总管内放置"T"形引流管。"T"管引流目的：是为了支撑胆道，以保证胆总管缝合处不承受过高的张力而造成胆汁外溢，促进炎症的消退有利于愈合，防止胆总管狭窄，梗阻等并发症的发生。

1.妥善固定"T"管

回病房后，应立即将"T"管接床旁一次性引流袋，检查"T"管在皮肤外固定情况，一般"T"管有缝线结扎固定。引流管长短要适宜，以1m左右，如过短易造成病人翻身时不慎将管子拉出，过长易扭曲，压迫，造成引流不畅。

2.保持引流通畅

如观察到胆汁突然减少，应注意引流管内是否有泥沙样结石或蛔虫阻塞，是否管子扭曲受压；如有堵塞应以无菌等渗盐水冲洗，冲洗应缓慢注入，不可用力推注。

3.观察并记录胆汁量

胆汁为肝细胞所合成并排至毛细胆管，每日500～1000mL；经常观察胆汁的颜色、性状、有无沉渣，正常胆汁为深黄色澄清的，似"菜油样"，如有出血、感染，则呈现褐色混浊，量亦增多，应通知医生，必要时留标本检查；观察病人皮肤、巩膜有无黄染，大便颜色是否正常，了解食欲如何，胆汁引流量是否逐渐减少，以估计胆汁是否已流入肠道，胆道梗阻是否解除；观察病人有无发热、腹痛、上腹压痛，反跳痛及腹肌紧张等胆汁性腹膜炎表现，以估计判断有无胆汁漏入腹腔。

4.保护引流口皮肤

如有胆汁渗漏，应及时换去湿纱布，局部涂氧化锌软膏保护。

5.饮食护理

术后一周，瘘管已形成，如胆汁引流过多，食欲不好，可适当抬高 T 管(20cm 左右)，使部分胆汁流入肠道参与食物的消化，并指导病人饭菜中适当增加盐，或将胆汁收集煮沸，过滤，浓缩后给予病人口服或从胃管注入。

6.拔管

(1)夹管：拔管前先行夹管。

(2)胆道逆行造影。

(3)拔管指征：①术后 10～14d；②全身情况好，无腹痛、发热、黄疸、胆汁颜色正常，胆肠间通畅，无残余结石，絮状物等且胆汁量逐渐减少；③血清胆红素趋向正常；④夹管无不良反应；⑤行胆道逆行造影证实胆道下段通畅。

(4)拔管后用小块油沙堵塞瘘口，几天后可自行愈合。

7.出院

个别需行二期手术或终身带管的，可带管出院，加强出院宣教。

第四章 神经外科疾病护理

第一节 一般护理常规

一、神经外科病情观察

(一)观察内容

(1)精神状态：观察病人情绪是抑郁还是欣快、有无定向障碍。

(2)意识：观察有无意识障碍，了解意识障碍程度及其发展趋势稳定、好转或恶化。格拉斯哥昏迷是评定睁眼、语言及运动三方面的反应，将三者得分相加后，15分为意识清醒，8分以下为昏迷，最低为3分。

(3)瞳孔及眼征：观察瞳孔大小，是否对称，直接、间接光反应是否存在；眼外肌活动是否正常，有无上睑下垂，眼球异位及同向凝视等。

(4)生命体征：根据病情需要，定时测定。注意血压，特别是收缩压有无增高，脉压有无增大，注意呼吸频率、节律、深度、有无呼吸困难。凡出现叹息样、间歇性或周期性呼吸均为不良征兆、注意脉搏频率，搏动宏大有力或细弱不整；注意体温变化，有无中枢性高热或低温。

(5)锥体束征：观察有无面瘫、舌瘫、肢体瘫痪，是痉挛性瘫痪还是迟缓性瘫痪。

(6)观察有无颅内高压症状，如头痛、呕吐、视力模糊等。

(二)注意事项

(1)阅读病历与病人或家属沟通，全面了解病情，正确评估。

(2)先测呼吸，后测脉搏、血压，再观察瞳孔及神志，以免惊动病人，影响数据的准确。

二、神经外科术前护理常规

(1)心理护理：神经外科病人出现功能障碍者较多，如听力、视力、语言、运动系统乃至吞咽功能障碍，意识障碍者也不少，治疗过程需病人及家属耐心配合，故心理护理至关重要。

(2)防止意外发生：肢体活动不便者，需防止跌倒或坠床；意识障碍者防走失；后组颅神经受损者防食物呛入气道或哽噎窒息；有尿崩症状者防病人见液体就饮；有精神症状者防自伤或伤人。

(3)主动配合各种术前检查。

(4)颅部手术病人，手术前2h剃头，颅前手术者尚需剃眉。

三、神经外科术后护理常规

(1)体位头部术后病人，一般抬高床头15°～30°，以利颅内静脉回流；有吞咽功能障碍者只能侧卧位，注意勿使骨瓣受压，尤其是颅缺损处更不可受压；脊髓手术后的病人，不论仰卧或侧卧，必须使头颈和脊柱的轴线保持一致。

(2)保持呼吸道通畅。

(3)密切观察有无脑水肿、颅内出血引起的颅内高压症状。

(4)严防感染：颅内或脊髓术后，一旦感染可引起病人致残，后果严重，故应严格无菌操作，有切口脑脊液漏的病人，应在枕上铺无菌巾。

(5)严防压疮，尤其是枕部。

(6)及早进行功能再训练。

第二节　疾病护理常规

一、颅内压增高病人护理常规

颅内压增高是神经外科常见临床病理综合征，是颅脑损伤、脑肿瘤、脑出血、脑积水和颅内炎症等所共有征象，由于上述疾病使颅腔内容物体积增加，导致颅内压持续在 2.0kPa 以上，从而引起的相应的综合征，称为颅内压增高。颅内压增高会引发脑疝危象，可使病人因呼吸循环衰竭而死亡，因此对颅内压增高及时诊断和正确处理，十分重要。

(一)临床表现

1. 头痛

这是颅内压增高最常见的症状之一，程度不同，以早晨或晚间较重，部位多在额部及颞部，可从颈枕部向前方放射至眼眶。头痛程度随颅内压的增高而进行性加重。当用力、咳嗽、弯腰或低头活动时常使头痛加重。头痛性质以胀痛和撕裂痛为多见。

2. 呕吐

当头痛剧烈时，可伴有恶心和呕吐。呕吐呈喷射性，易发生于饭后，有时可导致水电解质紊乱和体重减轻。

3. 视神经盘水肿

这是颅内压增高的重要客观体征之一。表现为视神经乳头充血，边缘模糊不清，中央凹陷消失，视盘隆起，静脉怒张。若视神经盘水肿长期存在，则视盘颜色苍白，视力减退，视野向心缩小，称为视神经继发性萎缩。此时如果颅内压增高得以解除，往往视力的恢复也并不理想，甚至继续恶化和失明。

4. 意识障碍及生命体征变化

疾病初期意识障碍可出现嗜睡，反应迟钝。严重病例，可出现昏睡、昏迷、终因呼吸循环衰竭而死亡。

5. 其他症状和体征

头晕、摔倒，头皮静脉怒张。在小儿患者可有头颅增大、颅缝增宽或分裂、前囟饱满隆起。头颅叩诊时呈破罐声及头皮和额眶部浅静脉扩张。

(二)护理

(1)颅内压增高病人应抬高床头，保持大便通畅但禁忌灌肠，避免一切可以引起颅内压骤然升高的因素，如气道不畅、用力排便、剧烈呛咳或躁动挣扎等。

(2)警惕脑疝的出现，如发现：①头痛加剧；②频繁呕吐；③尿床、不合作等轻微意识障碍；④脉缓，每分钟在 50 次以下，呼吸每分钟在 12 次以下；⑤突发癫痫导致颅内压进行性增高时应及时通知医生，共同采取相应措施。

二、脑疝病人护理常规

正常颅腔内某一分腔有占位性病变时，该分腔的压力比邻近分腔的压力高，脑组织从高压区向低压区移位，被挤到附近的生理孔道或非生理孔道，使部分脑组织、神经及血管受压，脑脊液循环发生障碍而产生相应的症状群，称为脑疝。脑疝是由于急剧的颅内压增高造成的，在做出脑疝诊断的同时应按颅内压增高的处理原则快速静脉输注高渗降颅内压药物，以缓解病情，争取时间。当确诊后，根据病情迅速完成开颅术前准备，尽快手术去除病因，如清除颅内血肿或切除脑肿瘤等。

(一)临床表现

1. 小脑幕切迹疝

(1)颅内压增高的症状：表现为剧烈头痛及频繁呕吐，其程度较在脑疝前加剧，并有烦躁不安。

(2)意识改变：表现为嗜睡、浅昏迷以至昏迷，对外界的刺激反应迟钝或消失。

(3)瞳孔改变：两侧瞳孔不等大，初起时病侧瞳孔略缩小，光反应稍迟钝，以后病侧瞳孔逐渐散大，略不规则，直接及间接光反应消失，但对侧瞳孔仍可正常，这是由于患侧动眼神经受到压迫牵拉之故。此外，患侧还可有眼睑下垂、眼球外斜等。如脑疝继续发展，则可出现双侧瞳孔散大，光反应消失，这是脑干内动眼神经核受压致功能失常所引起。

(4)运动障碍：大多发生于瞳孔散大侧的对侧，表现为肢体的自主活动减少或消失。脑疝的继续发展使症状波及双侧，引起四肢肌力减退或间歇性地出现头颈后仰，四肢挺直，躯背过伸，呈角弓反张状，称为去大脑强直，是脑干严重受损的特征性表现。

(5)生命体征的紊乱：表现为血压、脉搏、呼吸、体温的改变。严重时血压忽高忽低，呼吸忽快忽慢，有时面色潮红、大汗淋漓，有时转为苍白、汗闭，体温可高达41℃以上，也可低至35℃以下而不升，最后呼吸停止，终于血压下降、心脏停搏而死亡。

2. 枕骨大孔疝

病人常只有剧烈头痛，反复呕吐，生命体征紊乱和颈项强直、疼痛，意识改变出现较晚，没有瞳孔的改变而呼吸骤停发生较早。

3. 大脑镰下疝

引起病侧大脑半球内侧面受压部脑组织软化坏死，出现对侧下肢轻瘫，排尿障碍等症状。

(二)护理

(1)快速从静脉推注脱水剂，安置保留尿管。

(2)保持呼吸道通畅，吸尽口腔及气道分泌物，舌根后坠者可置通气道，或用舌钳将舌拉出口外；呼吸停止者，立即进行人工呼吸、气管内插管行辅助呼吸、静脉注入呼吸兴奋剂。

(3)心跳停止者，及时进行胸外心脏按压，注射三联针。

(4)密切配合做经眶脑室穿刺。

(5)根据病情做术前检查或术前准备。

第三节 治疗技术操作护理

一、脑室引流病人护理常规

(1)术后立即接上无菌脑室引流瓶,引流管的最高处高于侧脑室10~15cm,以维持正常颅内压。

(2)术后8h内,密切观察脑积液内有无大量出血。

(3)控制脑积液引流量,尤其早期切忌过快。每日引流量不超过500mL为宜。

(4)保持引流通畅,防止引流管受压、扭曲、成角,告诫病人勿牵拉或扯脱引流管。如引流无脑脊液流出,应首先排除颅内压低,可放松引流管的最高点,观察有无脑脊液滴出,如确系引流管不通,应观察有无颅内压增高征象,并通知医生,予以处理。

(5)每日定时更换引流瓶,记录引流量,观察性状有无异常。严格遵守无菌操作原则。

二、创腔引流病人护理常规

创腔引流,颅内肿瘤手术摘除后,在残留空隙放置引流管,以引流腔内气体及血性脑脊液促进脑组织填充无效腔。

(1)术后48h内,引流瓶应与创腔在同一水平,以免引流过速导致脑组织移位,从而阻断血管引起出血。

(2)术后48h后,将引流瓶放于床沿,加速引流。

(3)创腔与脑室相通者,则引流管高度应与脑室引流相同。

(4)每日在无菌操作下更换引流瓶,记录引流量。一般手术后3~4d脑水肿消退后拔管。

三、硬膜下引流病人护理常规

硬脑膜下引流,通常用于慢性硬膜下血肿,经颅骨钻孔,血肿引流后,置管于包膜内。

(1)术后平卧或头低脚高位,引流并低于创腔15~20cm,加速脑组织复位。

(2)术后不限水分摄入。

第四节 创伤护理

一、脑损伤病人护理常规

脑损伤是指暴力作用于头部造成脑组织器质性损伤。根据伤后脑组织与外界相通与否分为开放性及闭合性脑损伤。根据暴力作用于头部时是否立即发生脑损伤,分为原发性脑损伤和继发性脑损伤。

(一)临床表现

1.脑震荡

受伤当时即出现短暂意识障碍,常为数秒或数分钟,多不超过半个小时。病人有逆行性遗忘,头痛、头晕、失眠、烦躁等症状,神经系统检查无阳性体征。

2.脑挫裂伤

受伤当时即出现意识障碍,一般时间均较长。生命体征改变多明显,出现局灶症状、颅压增高、头痛呕吐等症状。

3.弥漫性轴索损伤

伤后立即出现昏迷，且昏迷时间较长。可有一侧瞳孔或双侧瞳孔散大。

4.脑干损伤

受伤当时立即出现昏迷，昏迷程度较深，持续时间较长。双侧瞳孔不等大或大小多变。病人出现大脑强直，生命体征变化包括呼吸功能紊乱、心血管功能紊乱和体温变化，内脏症状包括消化道出血和顽固性呃逆。

(二)护理

(1)建立床旁观察记录，定时记录神志、瞳孔、肢体及生命体征变化，注意有无合并伤。

(2)保持24h内禁食，3d内适当限制水盐入量。

(3)保持呼吸道通畅。

(4)抬高床头。遵照医嘱按时准确给予脱水剂。

(5)如有中枢性高热、躁动、昏迷、气管切开等按常规处理。频繁呃逆者可按压眶上神经、刺激咳嗽加以阻断。

(6)观察有无外伤性尿崩或消化道出血征象，密切注意有无因脑水肿、颅内血肿等导致的脑疝征象，及时通知医生，给予相应的处理。

(7)根据损伤情况，做好功能训练。

二、头皮损伤病人护理常规

头皮损伤是原发性颅脑损伤中最常见的一种，它的范围可由轻微擦伤到整个头皮的撕脱伤，其意义在于医生据此可判断颅脑损伤的部位及轻重。头皮损伤往往都合并有不同程度的颅骨及脑组织损伤，可成为颅内感染的入侵门户，引起颅内的继发性病变。

(一)临床表现

1.头皮裂伤

头皮属特化的皮肤，含有大量的毛囊、汗腺和皮脂腺，容易隐藏污垢、细菌，容易招致感染。然而头皮血液循环十分丰富，虽然头皮发生裂伤，只要能够及时施行彻底的清创，感染并不多见。在头皮各层中，帽状腱膜是一层坚韧的腱膜，它不仅是维持头皮张力的重要结构，也是防御浅表感染侵入颅内的屏障。当头皮裂伤较浅，未伤及帽状腱膜时，裂口不易张开，血管断端难以退缩止血，出血反而较多。若帽状腱膜断裂，则伤口明显裂开，损伤的血管断端随伤口退缩、自凝，故而较少出血。

(1)头皮单纯裂伤：常因锐器的刺伤或切割伤，裂口较平直，创缘整齐无缺损，伤口的深浅多随致伤因素而异，除少数锐器直接穿戳或劈砍进入颅内，造成开放性颅脑损伤者外，大多数单纯裂伤仅限于头皮，有时可深达骨膜，但颅骨常完整无损，也不伴有脑损伤。

(2)头皮复杂裂伤：常为钝器损伤或因头部碰撞在外物上所致，裂口多不规则，创缘有挫伤痕迹，创内裂口间尚有纤维相连，没有完全断离，即无"组织挫灭"现象，在法医鉴定中，头皮挫裂伤创口若出现"组织挫灭"，常暗示系金属类或有棱角的凶器所致。伤口的形态常能反映致伤物的大小和形状。这类创伤往往伴有颅骨骨折或脑损伤，严重时亦可引起粉碎性凹陷骨折或孔洞性骨折穿入颅内，故常有毛发、布屑或泥沙等异物嵌入，易致感染。检查伤口时慎勿移除嵌入颅内的异物，以免引起突发出血。

(3)头皮撕裂伤：大多为斜向或切线方向的暴力作用在头皮上所致，撕裂的头皮往往是舌状或瓣状，常有一蒂部与头部相连。头皮撕裂伤一般不伴有颅骨和脑损伤，但并不尽然，偶尔亦有颅骨骨折或颅内出血。这类患者失血较多，但较少达到休克的程度。

2.头皮撕脱伤

头皮撕脱伤是一种严重的头皮损伤，几乎都是因为留有发辫的妇女不慎将头发卷入转动的机轮而致。由于表皮层、皮下组织层与帽状腱膜3层紧密相接在一起，故在强力的牵扯下，往往将头皮自帽状腱膜下间隙全层撕脱，有时连同部分骨膜也被撕脱，使颅骨裸露。头皮撕脱的范围与受到牵扯的发根面积有关，严重时可达整个帽状腱膜的覆盖区，前至上眼睑和鼻根，后至发际，两侧累及耳廓甚至面颊部。患者大量失血，可致休克，但较少合并颅骨骨折或脑损伤。

3.头皮血肿

头皮富含血管，遭受钝性打击或碰撞后，可使组织内血管破裂出血，而头皮仍属完整。头皮出血常在皮下组织中、帽状腱膜下或骨膜下形成血肿，其所在部位和类型有助于分析致伤机制，并能对颅骨和脑的损伤做出估计。

(1)皮下血肿：头皮的皮下组织层是头皮的血管、神经和淋巴汇集的部位，伤后易于出血、水肿。由于血肿位于表层和帽状腱膜之间，受皮下纤维隔限制而有其特殊表现：体积小、张力高；疼痛十分显著；扣诊时中心稍软，周边隆起较硬，往往误为凹陷骨折。

(2)帽状腱膜下血肿：帽状腱膜下层是一疏松的蜂窝组织层，其间有连接头皮静脉和颅骨板障静脉以及颅内静脉窦的导血管。当头部遭受斜向暴力时，头皮发生剧烈的滑动，引起层间的导血管撕裂，出血较易扩散，常致巨大血肿。故其临床特点是：血肿范围宽广，严重时血肿边界与帽状腱膜附着缘一致，前至眉弓，后至枕外隆凸与上项线，两侧达颞弓部，恰似一顶帽子顶在患者头上。血肿张力低，波动明显，疼痛较轻，有贫血外貌。婴幼儿巨大帽状腱膜下血肿，可引起休克。

(3)骨膜下血肿：颅骨骨膜下血肿，除婴儿因产伤或胎头吸引助产所致者外，一般都伴有颅骨线形骨折。出血来源多为板障出血或因骨膜剥离而致，血液集积在骨膜与颅骨表面之间，其临床特征是：血肿周界止于骨缝，这是因为颅骨在发育过程中，将骨膜夹嵌在骨缝之内，故鲜有骨膜下血肿超过骨缝者，除非骨折线跨越两块颅骨时，但血肿仍将止于另一块颅骨的骨缝。

(二)护理

(1)头皮损伤，头皮擦挫伤：局部清洗后，以酒精消毒，不予包扎，以后每日用酒精消毒数次。

(2)头皮裂伤：现场加压包扎止血，早期清创缝合，注射TAT，遵医嘱使用抗生素。

(3)头皮撕脱伤：现场加压包扎，处理休克，撕脱的头皮保持清洁。包好迅速将伤员送往医院争取清创后再植。

(4)头皮血肿：头皮下血肿的范围局限，当时可冷敷，适当止痛，头皮小血肿可自行吸取，较大者可在伤后2～3d，无菌操作下抽取积血。

三、颅骨骨折病人护理常规

颅骨骨折是指头部骨骼中的一块或多块发生部分或完全断裂的疾病，多由于钝性冲击引起。颅骨结构改变大多不需要特殊处理，但如果伴有受力点附近的颅骨内的组织结构损伤，如血管破裂、脑或颅神经损伤、脑膜撕裂等，则需要及时处理，否则可引起颅内血肿、神经功能受损、颅内感染及脑脊液漏等严重并发症，影响预后。

(一)临床表现

1. 线形骨折(Linear fractures)

单纯的线形骨折本身并不需处理，但其重要性在于因骨折而引起的脑损伤或颅内出血，尤其是硬膜外血肿，常因骨折线穿越脑膜中动脉而致出血，尤以儿童较多。当骨折线穿过颞肌或枕肌在颞骨或枕骨上的附着区时，可出现颞肌或枕肌肿胀而隆起，这一体征亦提示该处有骨折发生。

2. 凹陷骨折(Depressed fractures)

凹陷骨折多见于额、顶部，一般单纯性凹陷骨折，头皮完整，不伴有脑损伤，多为闭合性损伤，但粉碎凹陷骨折则常伴有硬脑膜和脑组织损伤，甚至引起颅内出血。

3. 闭合性凹陷骨折

儿童较多，尤其是婴幼儿颅骨弹性较好，钝性的致伤物，可引起颅骨凹陷，但头皮完整无损，类似乒乓球样凹陷，亦无明显的骨折线可见。患儿多无神经机能障碍，但当凹陷区较大较深，可有脑受压症状和体征。

4. 开放性凹陷骨折

常系强大打击或高处坠落在有突出棱角的物体上所致，往往头皮、颅骨、硬脑膜与脑均同时受累，而引起的开放性颅脑损伤。临床所见开放性凹陷骨折有洞形骨折及粉碎凹陷骨折两种类型。

(1)洞形凹陷骨折多为接触面小的重物打击所致，多为凶器直接穿透头皮及颅骨进入颅腔。骨折的形态往往与致伤物形状相同，是法医学认定凶器的重要依据。骨碎片常被陷入脑组织深部，造成严重的局部脑损伤、出血和异物存留。但由于颅骨整体变形较小，一般都没有广泛的颅骨骨折和脑弥散性损伤，因此，洞形骨折的临床表现常以局部神经缺损为主。

(2)粉碎凹陷骨折伴有着力部骨片凹陷，常为接触区较大的重物致伤，不仅局部颅骨凹曲变形明显，引起陷入，同时，颅骨整体变形亦较大，造成多数以着力点为中心的放射状骨折。硬脑膜常为骨碎片所刺破，脑损伤均较严重，除局部有冲击伤之外，常有对冲性脑挫裂伤或颅内血肿。

5. 颅底骨折

颅底骨折绝大多数是线形骨折，多为颅盖骨折延伸到颅底，个别为凹陷骨折，也可由间接暴力所致。按其发生部位分为：颅前窝、颅中窝、颅后窝骨折。

(1)颅前窝骨折：累及眶顶和筛骨，可有鼻出血、眶周广泛瘀血斑(熊猫眼)以及广泛球结膜下出血等表现。其中"熊猫眼"对诊断有重要意义。若脑膜、骨膜均破裂，则合并脑脊液鼻漏及/或气颅，使颅腔与外界交通，故有感染可能，应视为开放性损伤。脑脊液鼻漏早期多呈血性，须与鼻衄区别。此外，前窝骨折还常有单侧或双侧嗅觉障碍，眶内出血可致眼球突出，若视神经受波及或视神经管骨折，尚可出现不同程度的视力障碍。

(2)颅中窝骨折：中窝骨折往往累及岩骨而若累及蝶骨，可有鼻出血或合并脑脊液鼻滑，脑脊液经蝶窦由鼻孔流出。若累及颞骨岩部，可损伤内耳结构或中耳腔，病人常有第Ⅶ、Ⅷ脑神经损伤，表现为听力障碍和面神经周围性瘫痪，脑膜、骨膜及鼓膜均破裂时，则合并脑脊液耳漏，脑脊液经中耳由外耳道流出；若鼓膜完整，脑脊液则经咽鼓管流往鼻咽部，可误认为鼻漏。若累及蝶骨和颞骨的内侧部，可能损伤垂体或第Ⅱ、Ⅲ、Ⅳ、Ⅴ、Ⅵ脑神经。若骨折伤及颈动脉海绵窦段，可因动静脉瘘的形成而出现搏动性突眼及颅内杂音；破裂孔或颈内动脉管处的破裂，可发生致命性的鼻出血或耳出血。

(3)颅后窝骨折：累及颞骨岩部后外侧时，多在伤后 1~2d 出现乳突部皮下瘀血斑(Battle征)。若累及枕骨基底部，可在伤后数小时出现枕下部肿胀及皮下瘀血斑；枕骨大孔或岩尖后缘附近的骨折，可合并后组脑神经(第Ⅸ~Ⅻ脑神经)损伤。

(二)护理

(1)颅盖骨折：常见者为线形骨折。凹陷骨折直径大于 5cm，深达 1cm 且有脑受压征时需手术整复。

(2)颅底骨折伴脑脊液漏者属开放性颅骨骨折，其特征如下：①五官出血及脑脊液漏；②邻近皮下迟发性瘀斑；③相应颅神经损害。

(3)护理主要警惕有无颅内损伤或继发血肿，尤其是骨折线跨越脑膜中动脉者。

(4)脑脊液漏的护理，重点是防止颅内感染：①判断是否有脑脊液外漏；②促进颅内外通道尽早闭合。鼻漏伤员神志清醒者半坐卧位，耳漏者侧向患侧；③局部清洁消毒后，放置一干棉球于鼻前庭或外耳道口，随湿随换，清点 24h 浸湿的棉球数以估计脑脊液外漏量是否逐日减少；④劝告伤员勿挖耳，抠鼻，也勿用力排便、咳嗽、擤鼻等以防气颅；⑤禁止局部滴药，冲洗或填塞；鼻漏者严禁自鼻腔吸痰或安置胃管；⑥有颅骨缺损者，指导伤员注意保护，并于伤口痊愈后半年做颅骨成形术。

第五节　肿瘤护理常规

一、颅内肿瘤

颅内肿瘤又称"脑瘤"，是神经外科最常见的疾病。多数是起源于颅内各组织的原发性颅内肿瘤。继发性颅内肿瘤则来源于身体其他部位的恶性肿瘤转移或邻近组织肿瘤的侵入。男性稍多于女性。任何年龄都可发病，但 20~50 岁最多。

(一)临床表现

1.起病方式

常较缓慢，病程可自 1~2 个月至数年不等。有些病例可呈急性或亚急性发病，甚至可能出现卒中。后者多数是因肿瘤的恶性程度较高，进展迅速，或因肿瘤发生出血、坏死、囊变等继发性变化的结果。

2.颅内压增高

症状包括"三主征"，即头痛、呕吐及视盘水肿。

3.局灶性症状

取决于颅内肿瘤的部位。常见的局灶性症状有运动及感觉功能障碍,表现为肢体的乏力、瘫痪及麻木,抽搐或癫痫发作,视力障碍、视野缺损,嗅觉障碍,神经性耳聋,语言障碍,平衡失调,智能衰退,精神症状及内分泌失调、发育异常等。常组成不同的综合征。

(二)护理

1.大脑半球肿瘤

(1)有神经异常或幻觉者,应防止走失,自伤或伤人。

(2)偏瘫、失语、偏盲者应耐心主动提供生活护理。

(3)有癫痫史者按常规处理。

2.鞍区肿瘤

(1)每周测体重1～2次。

(2)了解每日大致出入量,入院及手术后,详细记录出入量3d,及时留取小便标本检查。

(3)有尿崩者,根据每日尿量补充液体,防止水、电解质失衡,记录出入量并测尿比重。

(4)视力障碍、视野缺损者,主动给予生活照顾。

3.脑室内肿瘤

(1)凡遇活瓣性肿瘤阻塞室间孔,突然出现症状加剧时,应立即纠正体位,恢复脑脊液循环,及时通知医生,必要时给强力脱水剂,并做脑室引流的准备。

(2)脑室引流后按常规处理。

(3)注意有无间脑发作。

4.颅后凹肿瘤

(1)密切观察有无进行性颅内压增高征象,特别是有无呼吸抑制,剧烈头痛及频繁呕吐,高度警惕小脑扁桃疝的发生。

(2)有舌咽、迷走神经受累,致进食困难或呛咳者,应予胃管喂饮食。术后恢复逐步训练自口进食,护士务必亲自喂食,喂食时抬高床头,卧向健侧以免呛入气道。

(3)严重共济失调者,下床活动有人扶持。

二、颅内动脉瘤及脑血管畸形病人护理常规

颅内动脉瘤多为发生在颅内动脉管壁上的异常膨出,是造成蛛网膜下隙出血的首位病因,在脑血管意外中,仅次于脑血栓和高血压脑出血,位居第三。任何年龄可发病,多数好发于40～60岁中老年女性。造成颅内动脉瘤的病因尚不甚清楚,多数学者认为颅内动脉瘤是在颅内动脉管壁局部的先天性缺陷和腔内压力增高的基础上引起,高血压、脑动脉硬化、血管炎与动脉瘤的发生与发展有关。颅内动脉瘤好发于脑底动脉环(Willis环)上,其中80%发生于脑底动脉环前半部。

脑血管畸形是脑血管先天性、非肿瘤性发育异常。是指脑血管发育障碍而引起的脑局部血管数量和结构异常,并对正常脑血流产生影响。其破裂出血主要表现为脑内出血或血肿。其多见于年轻人,发病年龄平均20～40岁。

(1)避免情绪激动，重体力劳动及剧烈运动。

(2)保持大便通畅，禁忌用力排便。

(3)密切观察病情变化，尤其是血压增高，头痛，警惕动脉瘤及畸形血管破裂出血。

(4)指导病人行马他氏实验的训练，以建立患侧脑组织的侧支循环。用马他氏架成手指按压患侧颈总动脉，至同侧颞浅动脉无搏动为有效，开始每次压迫5min，以后逐渐延长，直至病人能耐受20～30min的压迫而不出现头昏，眼黑，偏瘫，失语及对侧肢体发麻，方可实施手术。

(5)术后常规吸氧24h。

(6)术后24h内严密观察有无因血管痉挛引起的剧烈头痛，意识障碍，偏瘫，失语脑缺血征兆。

(7)如出现癫痫，按常规处理。

(8)观察神经功能恢复情况。

第五章　泌尿外科疾病护理

第一节　一般护理常规

一、泌尿外科病人一般护理常规

(1)鼓励病人多饮水，保持每日尿液在 2000mL 左右(肾功能不良、水肿者例外)。

(2)观察尿液性状，必要时记录尿量，发现异常，遵医嘱留取尿液标本送检。

(3)各种引流管均应保持通畅，如有堵塞可用手挤压或用无菌生理盐水冲洗。

(4)膀胱阴道瘘、尿失禁的病人应保持会阴部清洁、干燥，预防尿布疹，及时更换被污染的衣被。

(5)伤口漏者应寻找病因，及时引流尿液以保持伤口敷料及床褥干燥。

(6)置保留尿管者，应保持引流通畅，引流管应接无菌尿袋。留着尿管期间，观察病人有无发烧、腰痛、膀胱刺激等症状，判断有无尿路逆行感染。

(7)膀胱镜检查或尿道扩张术后，应观察体温，有无腰痛及小便颜色、性状改变，了解有无损失出血等情况，并鼓励大量饮水。

二、各类尿管护理常规

(一)一般尿管护理

1. 尿管管理

应妥善固定，防止脱出，尿管接无菌尿袋后，应用别针固定在床边大单上。

2. 保持引流通畅

(1)接管与引流管衔接应紧密，防脱出。

(2)引流管不宜过短或过小，以 1m 为宜，避免引流管扭曲、折叠、受压。

(3)若有血块、尿盐、脓团或坏死组织堵塞尿管时，可用生理盐水进行冲洗，必要时可持续膀胱冲洗。

3. 防止逆行感染

(1)引流管位置不可高于膀胱水平。

(2)每周更换无菌尿袋两次，分别为周一、周四进行。

(3)保持会阴部清洁。指导病人清洗会阴，并由护理人员每日 1：20 稀碘液清洗消毒尿道口，去除分泌物，预防尿路逆行感染。

(二)耻骨上膀胱造瘘管护理

(1)每日更换伤口敷料，并清洗尿管周围的分泌物。

(2)病情需要或造瘘管阻塞后予以冲洗，冲洗液用无菌生理盐水，压力不能过猛，并观察病人反应。

(3)术后 12d，腹壁瘘管形成，方可拔除膀胱造瘘管。

(4)拔管前，先做夹管试验，证实尿道通畅后，才能拔除。

(5)行永久性膀胱造瘘管的病人，应指导病人定期门诊更换造瘘管，一般为每月一次。

(三)肾盂造瘘管护理

(1)严格无菌操作，并将造瘘管衔接于无菌尿袋，每天更换引流袋。

(2)一般不作常规冲洗，必须冲洗时应严格无菌操作，每次冲洗液量不超过 10mL，病人有腰胀不适，立即停止冲洗。

(3)手术后 12d，试行夹管 3d，无漏尿、无腰胀、不发烧，证实肾盂至膀胱引流通畅时，才能拔管。

(4)行永久性肾盂造瘘管的病人，应指导病人定期门诊更换造瘘管。

三、尿道损伤病人护理常规

(1)按泌尿外科一般护理常规。

(2)休克病人按休克护理常规护理。

(3)镇静、止痛、止血、抗感染。

(4)留置尿管期间，按保留尿管护理常规进行护理。持续引流 10～14d，起支撑尿道作用，勿要任意拔除。若为尿道破裂或断裂者，不宜导尿。

(5)导尿失败时，应选耻骨上膀胱造瘘术，术后按常规护理，待损伤愈合后，再根据有无狭窄决定后期治疗方案。

(6)尿道破裂伴有严重尿外渗时，应立即行广泛切开引流术，同时引流尿液，术后应经常保持会阴清洁，伤口敷料干燥，以防感染。

(7)针对性地做好心理护理工作，护士应了解病情进展，及时提供治疗信息，多与病人及家属交流，提高病人安全感，有失眠者给适量的镇静剂。

(8)定期施行尿道扩张术，预防尿道狭窄；尿道狭窄严重者，可于三月后行尿道瘢痕切除，尿道吻合或尿道拖入术。

(9)继发性功能障碍者应训练心理勃起加辅助性治疗。

四、肾损伤病人护理常规

(1)按泌尿外科一般护理常规。

(2)休克者按休克护理常规护理，并确定是否合并其他器官损伤，维持体液平衡，保证肾脏内有足够的灌注，每小时尿量不低于 50mL。

(3)绝对卧床休息 2～4 周，防止损伤部位再次继发损伤，待病情稳定，血尿消失后方可离床活动，并适时变换体位，防压疮，按摩双下肢，防下肢深静脉血栓。恢复后 2～3 月不参加体力劳动，不做剧烈运动，并保持大便通畅。

(4)严密观察病情变化：①密切观察血压、脉搏、呼吸、体温变化；②每日检查伤口局部情况，如触及肿块，则应准确测量并记录其大小，以便比较；③将每次排出的尿液标本置试管内，注明时间，按次序排列，观察排出血液浓度的变化；④定期检测血红蛋白和红细胞比容。

(5)按医嘱给抗感染、镇静、止痛及止血药物。

(6)在临床观察中有下列情况时，应通知医生进行手术：①经积极抗休克治疗，休克已被纠正，但血压仍不稳定或再度出现休克时；②持续性血尿，且无减轻趋势者；③血红蛋白和红细胞压积均呈进行性下降；④肾区肿块界限无缩小，且有扩大趋势者。

(7)损伤肾切除后的病人须注意保护健肾，防止外伤，不使用对肾功能有损害的药物。

第二节　疾病护理常规

一、肾结核病人护理常规

(1)按泌尿外科护理。

(2)全身支持疗法：加强营养，给高蛋白、高维生素饮食，注意休息。

(3)肺部有活动性病灶的病人，应注意呼吸道隔离。

(4)留送 24h 尿查抗酸杆菌，应嘱病人清洁外阴，并注意容器清洁。

(5)药物治疗的护理：①联合用药，用够疗程，防止结核菌产生抗药性；抗结核药物使用的疗程较长，一定要说服病人坚持疗程，按时服药；②观察药物的副作用。

(6)肾切除术前，抗感染治疗 2～3 周，术后 1 年。术后护理除按外科和泌尿外科护理常规护理外，还须注意：①平卧或卧向患侧，以利引流并压迫止血；②观察结核性膀胱炎的转归，如尿频、尿痛等症状有无改善，每日排尿量等，有无膀胱挛缩是肾结核治疗中影响疗效的重要因素。

(7)定期复查：单纯药物治疗者必须重视尿液检查和泌尿系统造影的变化；行手术者术后应每月检查尿常规和尿结核杆菌，连续半年尿中无结核杆菌称为稳定转阴，5 年不复发者可视为治愈。

二、前列腺增生症病人护理常规

按泌尿外科一般护理常规。

(一)非手术治疗护理

(1)应用受体阻滞剂，如盐酸特拉唑嗪；还原酶抑制剂非那雄胺等。

(2)注意观察药物副作用，并对症处理，特别应注意体位性低血压发生。

(3)急性尿潴留者，置保留尿管或耻骨上穿刺造瘘或膀胱造瘘术，并按其常规护理。

(4)加强心理护理。

(5)指导患者少食辛辣刺激食物，禁用烟酒，避免受凉、劳累、便秘等易引起急性尿潴留的因素。

(二)TUR-P 术护理

1.术前护理

(1)做好心理护理。

(2)控制尿路感染。

(3)检测肾 Cr、BuN、残余尿应控制在正常范围内。

(4)改善心、肺功能。

(5)治疗原有疾病，如高血压、慢支炎、肺心病、糖尿病等。

2.术后护理

(1)持续膀胱冲洗 3d，保留尿管接水封瓶，并做好引流管的护理，保持引流管通畅，根据引流液颜色调整冲洗速度，色深则快，色浅则慢。

(2)监测生命体征，注意有无高血压、低血压、脉慢、嗜睡、恶心、呕吐等 TUR 综合征表现，一旦发现，遵医嘱及时给予利尿剂、脱水剂，补充浓氯化钠，减慢输液速度，对症处理。

(3)镇痛：前列腺术后病人可因逼尿肌不稳定、导管刺激、血块堵塞冲洗管等原因引起膀胱痉挛，导致阵发性剧痛，可采用心理疏导法帮助患者缓解疼痛或遵医嘱使用止痛药。

(4)遵医嘱应用抗生素预防或控制感染。

(5)准确记录单位时间尿量，判断有无血容量不足或肾功能障碍。

(6)饮食：术后 6h 无恶心、呕吐者可进流食，1～2d 后无腹胀即可恢复正常饮食，术后一周左右拔除尿管后鼓励病人多饮水，保持有充足的尿量，进食富含纤维的食物，以免便秘。

(7)本病老年患者多，除对原有的其他慢性病进行监护外，还应注意预防并发症，特别是下肢静脉血栓形成。

(8)预防出血：术后 1～2 月内避免腹压增高因素，如咳嗽、用力排便，避免剧烈运动，预防继发出血。

(9)门诊随访：定期行尿液检查，复查尿流率及残余尿量。

(10)心理和性生活指导：行 TUR-P 术后 1 个月、经膀胱切除术 2 个月后，原则上可恢复性生活；前列腺切除术后常会出现逆行射精，不影响性交，少数病人可出现阳痿，可先采取心理治疗，同时查明原因，再进行针对性治疗。

(三)耻骨上前列腺摘除术护理

1. 术前护理

同 TUR-P。

2. 术后护理

(1)持续膀胱冲洗 5～7d，保留尿管接水封瓶，并做好引流管护理。

(2)检测生命体征，观察伤口情况，保持伤口敷料干燥。

(3)术后 7～10d 拔除尿管，观察排尿情况，如有尿失禁应注意护理，并保持大便通畅，防止继发性出血。如有耻骨上膀胱造瘘引流管，按常规护理。其余与 TUR-P 的术后护理中 3、4、5、6、7、8、9、10 同。

三、肾、输尿管结石病人护理常规

(1)按泌尿外科一般护理常规。

(2)大量饮水，每日 3000mL 以上，以稀释尿液减少层盐沉积机会，并起到冲洗作用。

(3)按医嘱给解痉、止痛剂，绞痛严重时，用阿托品 0.5mg，哌替啶 50～100mg 肌内注射。

(4)结石直径小于 1cm，光滑无嵌顿、无明显梗阻者可鼓励其活动，并观察有无结石排出。

(5)一侧结石引起严重肾损害，肾功能丧失或积脓而对侧肾功能良好者，可行患侧肾切除，按肾切除术后病人护理常规。

(6)肾实质切开取石术后，保持肾周引流通畅，保持敷料干燥，病人需卧床休息两周，以免继发性出血。

(7)结石梗阻造成肾盂严重积水，严重肾功能损害者，可先行肾盂造瘘术或肾造瘘术，按肾造瘘术病人护理常规。

(8)行输尿管镜或肾镜取石术，术后要观察排尿情况和局部体征，并做好肾造瘘管护理。

(9)行体外震波碎石术后患者，应嘱其多饮水，服金钱草冲剂，以达到利尿作用。

(10)根据结石成分，指导病人调节饮食。

(11)复诊：定期行尿液检查，X线或B超检查，观察有无复发及残余结石情况，如出现剧烈肾绞痛、恶心、呕吐、寒战、高热、血尿等症状，及时就诊。

四、膀胱肿瘤病人护理常规

按泌尿外科一般护理常规。

(一)TUR-BT术常规

1. 术前护理

(1)做好心理护理。

(2)加强营养，纠正贫血。

2. 术后护理

(1)持续膀胱冲洗2～3d，保留尿管接水封瓶，并常规护理。

(2)保持引流通畅，观察引流液性状，根据引流颜色调整冲洗速度。

(3)遵医嘱应用抗生素预防感染。

(4)切除输尿管开口周围的肿瘤应记录尿量。

(5)术后7d开始遵医嘱膀胱灌注化疗药物。

(6)出院后1～3月复查膀胱镜一次，以后遵医嘱定期膀胱药物灌注及复查膀胱镜。

(二)膀胱部分切除术护理

1. 术前护理

(1)同TUR-BT术。

(2)术晨导尿，排空膀胱，遵医嘱注入化疗药物。

2. 术后护理

(1)持续低压冲洗膀胱，保持伤口敷料干燥，记尿量。

(2)余同TUR-BT术后护理。

(三)膀胱全切、回肠代膀胱术护理

1. 术前护理

(1)做好心理护理，尤其是直肠或膀胱术的病人需有思想准备，加强营养。

(2)术前肠道准备：术前1d肠道灌洗，禁食并静脉补充液体和电解质。

(3)术前置胃管、尿管。

2. 术后护理

(1)接膀胱间隙引流管于负压引流瓶，如48h后引流瓶＜100mL酌情拔管。

(2)接直肠膀胱引流管于无菌容器，如有左右输尿管支架管，应标明左右，并分别接于无菌容器，7～12d酌情拔出。

（3）持续有效地胃肠减压 2～4d。

（4）病情平稳后抬高床头 30°以利引流。

（5）保持各种引流通畅，分别记录各引流管的引流液性质和量。如直肠膀胱或回肠膀胱尿少应判断有无血容量不足、引流管堵塞或输尿管吻合口梗阻，酌情遵医嘱处理。

（6）观察伤口渗出情况，保持伤口敷料干燥。

（7）注意乙状结肠腹壁造瘘口或回肠膀胱造口血液循环并按常规护理。

（8）7～12d 直肠膀胱引流管拔管后，用温热生理盐水坐浴，并指导病人进行肛门括约肌的收缩训练。

（9）定期复查电解质，注意有无高氯性酸中毒及电解质紊乱。

（10）自我护理：尿流改道术后腹部佩带接尿器者，应学会自我护理，避免接尿器的边缘压迫造瘘口；保持清洁，定期更换尿袋；可控膀胱术后，开始每 2～3h 放尿 1 次，逐渐延长间隔时间至每 3～4h 1 次，放尿时要注意保持清洁，定期用生理盐水及开水冲洗集尿袋，清除黏液及沉淀物。

五、肾肿瘤病人护理常规

（一）术前护理

（1）术前做好心理护理，了解病人心理需要，尽可能减轻其对癌症的恐惧。

（2）加强营养，予高热量、高蛋白、高维生素易消化食物，以及静脉支持疗法。

（3）留送 24h 尿标本做细胞学检查。

（4）注意观察有无肺、肾、脑等远处器官转移的征象。

（二）术后护理

1. 术后行放疗或化疗的病人

应了解有无恶心、食欲下降等毒副反应，定期检查白细胞计数，若低于 3000μl 者应停止治疗，同时注意预防感染。

2. 根治性肾癌术后病人，应注意如下：

（1）心电监测。

（2）维持水电解质平衡，准确记录出入量。

（3）预防出血：密切观察病情，定时测量生命体征；观察伤口及引流管引流物状况；止血和输血。

（4）预防感染：观察体温变化情况；观察伤口及引流管内引流物的量及性状，保持各引流管引流通畅；加强术后护理，保持伤口干燥；遵医嘱应用抗菌类药物，防止感染。

3. 健康教育

（1）康复指导：保证充分的休息，适度身体锻炼及娱乐活动，加强营养，增强体质。

（2）用药指导：由于肾癌对放、化疗均不敏感，生物素治疗可能是此类病人康复的主要方法，在用药期间，病人可能有低热、乏力等不良反应，若出现应及时就医，在医生指导下用药。

（3）定期复查：本病的近、远复发率均较高，病人需定期复查 B 超、CT 和血尿常规，有利于及时发现复发或转移。

六、嗜铬细胞瘤病人护理常规

(1)入院后协助病人做好相应的实验室检查。

(2)患者应限制活动，避免变动体位时挤压肿瘤，尽量减少诱发因素。

(3)按医嘱给药控制高血压，监测血压变化，密切观察病情，做好抢救准备。

(4)术前应遵医嘱做好扩容准备，避免术后引起低血容量性休克。

(5)术后24～48h密切观察血压变化，根据血压，调节输液速度及升压药浓度，循环稳定后可逐渐减药，并监测血压。

(6)使用升压药时，严防漏出血管，造成皮下组织坏死。

(7)保护肾功能，观察尿量，准确记录出入量。

(8)预防并发症：术后出血、术后感染。

七、先天性尿道下裂病人护理常规

(一)按外科一般护理常规术前护理

(二)术前护理

(1)协助做性染色体检查，以区别会阴型尿道下裂与两性畸形。

(2)对年龄较大的患儿需注意隔离查体，做好心理护理，解除自卑心理。

(三)术后护理

(1)术后用支架支撑被盖，防止手术部位受压，并用胶布妥善固定尿管于一侧大腿处，防滑动，观察并记录引流液的色、质、量。

(2)观察局部血供情况，术后24～48h为水肿高峰期，一般不宜早拆除伤口内层敷料。

(3)保持尿管引流通畅，如有堵塞应自近端向远端挤压尿管或轻轻缓慢原位活动尿管，不宜用空针注入液体冲洗。

(4)保持会阴部清洁干燥，每日更换无菌尿袋，严格无菌操作，防止尿路感染。

(5)适当限制患儿活动，保持大便通畅，避免用力排便，影响伤口愈合。

(6)注意远期并发症的发生：尿瘘。

(7)健康教育：出院后长期泌尿外科随访，以观察尿道排尿情况。

八、隐睾病儿护理常规

(一)术前护理

(1)检查隐睾病儿应有温暖的环境，消除冷刺激，提睾肌收缩，可造成隐睾假象。

(2)讲解手术的目的性和可能遇到的困难，如精索太短，睾丸拉不到阴囊者，可以分期手术，也有睾丸缺如、睾丸萎缩的可能等，均应取得家属的谅解和理解。

(3)注意补充蛋白和维生素类食物，有利于术后伤口恢复，忌吃生、冷、辛辣食物。

(二)术后护理

(1)密切观察伤口敷料情况，阴囊有无水肿、血肿。

(2)做好患儿小便护理，避免尿液浸湿敷料引起伤口污染。

(3)忌早期下床行动和剧烈运动。

(4)健康教育：出院后定期泌尿外科随访，以观察睾丸下降情况。

九、静脉肾盂造影(IVP)病人护理常规

IVP 是泌尿系统常用的造影方法，是经静脉注入造影剂后，造影剂经尿路排泄而使之显影，适用于各种尿路疾患的检查，如结石、炎性病变及肿瘤等，通过观察全尿路的位置、功能及形态做出定性诊断。

造影前准备如下：

(1)检查前 1d 开始使用泻剂清理肠道。

(2)了解患者的心、肝、肾功能情况，以免发生中毒反应。

(3)检查前 12h 禁饮禁食。

(4)注射造影剂前排出尿液。

(5)检查前作碘过敏试验。

第三节　前列腺增生症的护理

前列腺增生症多发生在 50 岁以上的老年人，早期表现尿频、排尿费力、尿流缓慢、尿线变细、射程变短、尿后滴沥不净；晚期尿流不成线，呈滴状，甚至出现尿潴留，尿潴留后膀胱压力不断增强，达到一定程度时，可出现假性尿失禁。手术多采用耻骨上膀胱内前列腺摘除术。目前经尿道电切术国内正在使用推广。

(一)术前护理

(1)执行泌尿外科一般护理。

(2)做好心理护理，树立战胜疾病的信心。

(3)给予高热量、高蛋白、高维生素、易消化饮食。肾功能减退者给低盐、低蛋白饮食，以减少肾脏负担。

(4)膀胱残余尿多者及肾功能不全者，术前应持续导尿 7～10d，充分引流尿液，多饮水以控制感染和改善肾功能。

(5)术前口服己烯雌酚 2～3mg，每日 3 次，使前列腺收缩，减少手术中出血。

(6)前列腺增生患者 60%并发心血管疾病，注意全身情况，防止突发意外。停止吸烟，以免术后咳嗽，并防止肺炎、肺不张。

(7)多吃水果、蔬菜，必要时应用缓泻剂和灌肠，以免因长期卧床、肠蠕动减慢及慢性尿潴留而致便秘。

(8)手术日晨肥皂水灌肠 1 次。

(9)去手术室带三腔潴留导尿管、蘑菇头尿管各 1 根。

(二)术后护理

(1)执行泌尿外科手术后护理。

(2)患者手术后，将气囊导尿管适当向外牵拉，固定于大腿内侧，并应维持一定的牵拉力，使气囊压迫前列腺窝，起到压迫止血的作用。

(3)保持尿管通畅。耻骨上膀胱造瘘者，术后 24～48h 用灭菌生理盐水或 1∶5000 呋喃西林液持续膀胱冲洗，预防血块阻塞尿管。

(4)密切观察血压、脉搏的变化，血压降低，脉搏加快，通知医师及时处理。

(5)给予高热量、高蛋白质、高维生素饮食。鼓励患者多饮水，预防泌尿系感染及结石形成。

(6)预防并发症，鼓励和帮助患者咳嗽、做深呼吸或雾化吸入，预防坠积性肺炎的发生。随时清除尿道外口的分泌物，预防逆行感染。

(7)预防压疮发生。持续导尿的患者活动不便，需定时协助翻身，保持床铺平整、干燥，按摩受压部位。

(8)术后 5d 内禁用肛管排气或灌肠，避免因用力排便而引起前列腺窝内继发性出血。

(9)在拔尿管前 2d，夹闭导尿管，每 3～4h 间断放尿 1 次，训练膀胱的排尿功能。

(10)拔除耻骨上膀胱造瘘者，注意是否有漏尿情况，敷料浸湿者应及时更换。

(11)持续导尿 10～14d 后拔除导尿管。拔除尿管 1 周，做尿道扩张，预防尿道狭窄。

第四节　肾脏损伤的护理

肾脏损伤多为直接暴力所致，分闭合性损伤和开放性损伤两种。按其损伤程度分为肾挫伤、肾部分裂伤、肾全层裂伤和肾蒂裂伤四类。主要症状是血尿、排尿障碍。出血严重者，可出现休克。血尿流入腹腔可形成尿性腹膜炎，渗入组织可形成包块。根据情况可采取非手术治疗和手术治疗。

(一)非手术治疗护理

(1)闭合性损伤。出血较轻，无其他脏器合并性损伤的患者，绝对卧床休息两周，2～3个月内禁止参加剧烈活动，以防继发性出血，并给予止血、镇静、止痛、抗生素预防泌尿系感染。

(2)密切观察病情变化：①每 15～30min 测血压、脉搏、呼吸 1 次并记录，以判断休克的程度及微循环障碍的不同阶段；②观察并标出腹部肿块的范围，注意其大小的变化，将每次排出的尿液留出部分盛于试管内，依次置于试管架上，对比血尿深浅程度的变化。根据需要及时测血红蛋白及红细胞压积。如有血压下降，脉搏加快，血尿明显加剧，立即通知医师。

(3)给氧。因休克患者血液携氧功能差，受伤的机体对氧的需要量也相对增加，造成组织细胞缺氧，因此应及时供氧，氧流量为 2～4L/min，呼吸道有阻塞者及时清理。

(4)补充血容量。有严重休克者应测中心静脉压，严格记尿量。根据病情变化，按医嘱快速输液、输血，补充血容量及热量，维持水、电解质平衡。

(5)血液或尿液渗到肾周围组织后，局部肿胀、炎症浸润，使疼痛加剧。可给予腰部冷敷，使血管收缩，达到止血、止痛的目的。由于血液或尿液的外渗，可引起腹膜刺激征，出现消化道症状，如恶心、呕吐、肠麻痹等，因此应禁食数日。

(二)术后护理

出血多，有严重休克者，经非手术治疗后 24～48h 血尿不减轻，腰部肿块逐渐增大，合并腹腔其他脏器损伤或明显尿外渗，严重局部感染，根据不同情况，应行肾缝合、肾部分切除或肾切除术。

(1)执行泌尿外科疾病一般护理。

(2)密切观察血压、脉搏的变化，血压不稳定者及时通知医师处理。

(3)严密观察手术后第一次排尿的时间、颜色、尿量。尿量少或 6h 未排尿者，应立即找出原因，通知医师处理。

(4)半肾切除者，取平卧位，绝对卧床 7～10d，以免造成肾下垂、继发出血、肾蒂扭转等并发症。肾切除者血压稳定后，可取半坐位，3d 后可下床活动。

(5)术后 24～48h，无腹膜刺激症状，可进流质饮食。

(6)有负压引流者，注意引流通畅，每 3～4h 抽吸负压 1 次。

(7)预防腹胀用中药扶正理气汤每日 1 付，连服 3d 或配合针灸、新斯的明穴位封闭。

(8)敷料浸湿后及时更换，以免造成感染。

(9)做好出院指导，女患者 2 年内最好不生育。

第五节　肾、输尿管结石护理

结石大小在 1cm 以上，有梗阻并有可能影响肾功能，或经非手术治疗无效者应考虑手术治疗。肾盂、肾盏内的结石，可采用肾盂切开取石或肾切开取石术。输尿管结石，则可做输尿管切开取石术。多数结石集中于肾盏且肾盏颈部细小者，可行肾部分切除术。对肾脏破坏严重、功能丧失而对侧肾脏正常的患者，可施行肾切除术。对较小的输尿管中、下段结石，可用输尿管套石法取出。肾盏或输尿管结石，可分别经肾镜或输尿管镜超声碎石。目前体外震波碎石在全国兴起，治疗效果较好。

(一)术前护理

(1)执行泌尿外科疾病一般护理常规及手术前护理。

(2)协助患者做好尿常规检查，了解是否有感染存在。如合并感染时，给予抗生素控制感染。

(3)按医嘱做好特殊检查的准备，如静脉肾盂造影、膀胱镜、经输尿管逆行造影、输尿管镜等检查，抽血查血钙、血磷等。

(4)手术前 1d 晚给镇静药，晚 12 点后禁食。

(5)手术日晨需做术前结石定位拍腹部平片者，肥皂水灌肠 1 次，以防因术前或做特殊检查使结石移位，给手术造成困难。

(6)术前 30min 按医嘱给苯巴比妥钠 0.1g 肌内注射，阿托品 0.3mg 皮下注射。

(二)术后护理

(1)执行外科手术后护理。

(2)了解术中情况、手术名称、血压及输血情况等。

(3)观察血压、脉搏的改变，每 1～2h 测血压、脉搏 1 次，平稳后停止测量。

(4)有肾盂造瘘者执行肾造瘘护理常规。

(5)肾盂切开取石者，术后需绝对卧床休息 7～10d，以防发生继发性出血、肾下垂、肾蒂扭转等并发症。

(6)肠鸣音恢复后开始进食，并鼓励患者多饮水，防止结石再发。

(7)预防腹胀，用中药扶正理气汤 1 服，早晚分服，连服 3d，配合针灸和新斯的明穴位封闭，促进肠蠕动的恢复。

(8)有负压引流者，注意引流管的通畅，每3～4h抽吸负压1次。

(9)如输尿管切开取石者或肾盂成形术，应了解输尿管支架管安放的位置，并妥善固定以防滑脱。

(10)做好出院指导，嘱患者定期检查，输尿管切开取石者，应按时做输尿管扩张术，以防发生输尿管狭窄。

第六节 膀胱肿瘤的护理

膀胱肿瘤的部位、大小、数目及分期不同，其手术方法也不同。严重的膀胱肿瘤，一般要施行膀胱全切术，并利用一段游离肠管来代替膀胱，作为尿流改道的方法，借以保持尿液能顺利地排出体外。

(一)术前护理

(1)执行泌尿外科疾病一般护理常规及手术前护理常规。

(2)向患者及家属做好解释工作，说明手术的目的及术后可能的并发症。

(3)改善全身营养状况，保持水、电解质的平衡。给予高热量、高蛋白、少渣的饮食。术前1～2d进流质饮食，以减少肠道粪块的积聚。

(4)术前3d晚给缓泻剂，逐渐排空肠道，手术日前晚肥皂水灌肠1次。手术日晨清洁灌肠后用1%新霉素液200mL保留灌肠，并携带1%新霉素液200～400mL，以便手术中冲洗取用的肠管。

(5)补充维生素K、维生素C、复合维生素B。

(6)口服肠道消炎药，可遵医嘱选用磺胺胍、琥珀磺胺噻唑、链霉素、硫酸新霉素、甲硝唑等。

(7)术前插导尿管。膀胱有严重感染者，通过导尿管用抗生素液反复冲洗膀胱，并留置200～300mL冲洗液于膀胱内，有利于手术中辨认膀胱。

(二)术后护理

(1)执行泌尿外科一般护理常规及手术后护理常规。

(2)血压平稳后取半坐位，便于各种引流管的引流，并使腹腔脏器下移，尽快消灭耻骨后死腔，以免发生积液和感染。

(3)术后禁食3～5d，利于肠道吻合口的愈合。肠蠕动恢复后，可先给流质饮食，2d后改为半流质饮食，根据情况再改普通饮食。

(4)保持尿管通畅，若有肠道分泌物或血块阻塞管道，可用无菌生理盐水冲洗，压力不要过大，以免造成吻合口漏。

(5)加强皮肤护理，预防压疮的发生。

(6)做好术后病情观察：①观察尿液。患者尿液中常带肠道的黏液，呈白色絮状物。嘱患者多饮水，保持尿流通畅，以免黏液堵塞尿道；②观察高氯性酸中毒。若患者出现口苦、头晕、食欲减退、恶心、呕吐等，为高氯性酸中毒的表现，经常服用小苏打1～2g/次，每日3次，进行预防。

(7)定期复查钾、钠、氯，根据化验结果，随时给予纠正。

(8)做好出院指导。给患者讲明多饮水及经常口服小苏打好处，并定期复查血生化等。

第七节 肾造瘘的一般护理

泌尿系统是一个管道系统，管道通畅才能保持泌尿系统的正常功能，管腔因感染、结石、肿瘤等原因造成泌尿系梗阻、肾内压增高、肾盂扩张、肾实质萎缩，发生肾积水。肾造瘘手术适合于各种原因所致的肾积水、肾积脓及肾功能不良者。

(一)术前护理

(1)执行泌尿外科疾病一般护理常规及术前护理常规。

(2)做好心理护理，讲明肾造瘘的目的及手术方式，取得患者的合作。

(3)选择好适宜的肾造瘘引流管，并消毒备用。

(4)及时通知膀胱镜室做好准备工作，预定肾造瘘的日期、时间。

(二)术后护理

(1)造瘘管接无菌引流瓶，并妥善固定。

(2)肾盂成形者应有输尿管支架管引流，预防吻合口狭窄，一般10～14d拔除支架管。

(3)观察造瘘后尿液的量、颜色、性质，如发生肾周围血肿或严重血尿，应通知医师及时用止血药物、输液、输血，以免发生重度贫血及休克。

(4)保持造瘘管引流管通畅，有尿沉渣、血块、脓块阻塞时可用无菌等渗盐水或1∶5000的呋喃西林液缓慢冲洗造瘘管，每次注入5～10mL。注意避免高压冲洗而损伤肾盂。如注入阻力大或注入液不能吸出时，说明造瘘管位置不当或脱出，应及时调整。

(5)尿沉淀物较多时，可口服氯化铵或小苏打酸化或碱化尿液，防止尿结石的形成。引流装置要定时更换、消毒。首次更换造瘘管应在术后3～4周，以后每2～3周更换1次。

(6)肾造瘘术后按医嘱应用抗生素，预防感染。

(7)分别记录肾造瘘的引流量及排尿量，以便观察两侧肾脏功能。

(8)拔管前先进行肾盂、输尿管造影，以便证实肾盂、输尿管是否通畅，然后夹闭造瘘管，观察患者腰部是否有胀痛感，造瘘口周围是否有渗尿，是否有发热等，再决定拔管。拔管后患者向健侧卧位，造瘘口加压包扎。一般拔管后5～10d即可痊愈。

第八节 泌尿生殖器瘘的护理

生殖器官瘘是指生殖道与邻近器官之间发生的异常通道。泌尿生殖器瘘大多是由于损伤所致，包括手术操作损伤泌尿生殖器官，少数瘘管是由先天性发育异常所致，女性生殖器瘘也可为产伤所致。

(一)术前护理

(1)执行泌尿外科疾病一般护理常规。

(2)患者取俯卧位或侧卧位，以免尿液淹浸外阴皮肤，必要时用氧化锌软膏保护皮肤。

(3)每次大小便后进行坐浴，以保持外阴的清洁。

(4)保持床铺清洁、干燥，勤换垫布。

(二)术后护理

(1)根据患者瘘孔的部位，采取俯卧位或侧卧位 1 周左右。

(2)经常保持尿管的通畅，每 2h 检查 1 次，注意有无滑脱，有无血块及尿沉淀阻塞尿管。必要时每日用 1∶5000 高锰酸钾溶液或灭菌生理盐水冲洗尿管，冲洗时溶液量不宜过多，压力要低，以防伤口裂开。

(3)保持外阴清洁，避免感染，可用 1∶1000 苯扎溴铵溶液棉球擦洗外阴，每日 2 次。

(4)鼓励患者多饮水，入量每日在 3000mL 以上，尿量保持在 1500mL 以上。

(5)拔掉尿管后，患者开始自行排尿。在最初 3～4d 内，应督促患者 2～4h 排尿 1 次，以免膀胱过度膨胀造成手术失败。如有尿失禁，每日坐浴 3 次，加强膀胱训练，以助恢复。

第九节　阴茎癌的护理

阴茎癌是男性生殖系统的恶性肿瘤，多见于 40 岁以上。临床表现早期在阴茎头部有一硬结，局部有隐痛、灼热或痒感，晚期肿瘤呈菜花样暴露在外，并有恶臭的炎性分泌物。

(一)术前护理

(1)执行泌尿外科疾病一般护理及手术前护理。

(2)做好心理护理，解除顾虑。阴茎全切后，性生活丧失，影响夫妻关系，术前应做好家属思想工作。

(3)保持会阴部清洁，阴茎癌患者常有恶臭分泌物，应用 1∶5000 高锰酸钾溶液清洗局部，每日 1 次。

(4)术前按医嘱应用抗生素控制感染。

(二)术后护理

(1)执行泌尿外科手术后护理。

(2)切口加压包扎，切勿使敷料松脱，局部用沙袋压迫 24～48h，以防出血。

(3)持续导尿患者，保持尿管通畅，鼓励患者多饮水，每日尿量在 1500mL 以上。

(4)保持敷料干燥、清洁，如有切口渗血及大小便污染敷料，应及时更换。

(5)行腹股沟淋巴清扫术有引流管者，要接负压引流瓶，保持引流通畅。

(6)阴茎部分切除术患者，按医嘱给镇静药，局部冷敷，防止阴茎勃起。

第十节　嗜铬细胞瘤护理

嗜铬细胞瘤 90%位于肾上腺髓质，右侧较多见，其症状为阵发性或持续性高血压及代谢紊乱。阵发性高血压可持续 10min 至数日，可一日发作数次，或数日发作 1 次，发病时患者感到头痛、心悸、心慌、恶心、出汗、四肢冰冷、麻木感、视力减退、上腹部或胸骨后痛。典型发作可由恐惧、发怒、兴奋等精神紧张而诱发。患者代谢增高，可有体温增高、糖尿或高血糖。

(一)术前护理

(1)执行泌尿外科疾病一般护理常规。

(2)保证患者充分休息，必要时给镇静剂，避免刺激、按摩或叩击肿痛部位，以免引起高血压。

(3)密切注意血压变化，并备好急救药品。

(4)给高蛋白、高维生素、低胆固醇、低脂肪、含钾丰富的饮食。

(5)注意安慰、体贴患者，勿使其发怒或过度兴奋。患者切勿远离病房。

(6)因改变体位易发病者，应注意其体位。加强护理，预防压疮。

(7)密切观察血压、脉搏的变化。每日测 2 次并记录。发病期间，随时测量。如发现骤发性高血压，及时通知医师处理。

(8)按医嘱纠正低血容量，输血、输液，使血压控制在安全水平。应用苯苄胺 12～20mg/d，可将血压控制到接近正常。应用β受体阻滞剂如普萘洛尔 30mg/d，可维持心律接近正常。有哮喘史者忌用阿托品，以免加快心率。

(9)按医嘱留取 24h 尿，进行总磷苯酸胺测定。记尿量 3d，观察水分代谢情况。

(10)术前用药可给东莨菪碱和苯巴比妥钠，禁用阿托品。

(11)行术中监护。在肿瘤切除前，注意血压。肿瘤切除后防止低烧、休克，控制失常，有频繁的早搏时可用普萘洛尔，并补充血容量。

(二)术后护理

(1)执行泌尿外科手术后护理常规。

(2)患者采取平卧位。

(3)禁食 2～3d，待肠蠕动恢复后，可进流质饮食。

(4)密切观察血压变化，专人护理。选用不同浓度的正肾素或恢压敏、阿拉明溶液以维持血压，至血压稳定后减量或停药，使血压维持在 13.3/9.33kPa(100/80mmHg)。

(5)由于血管扩张，血压降低，所需液体量应比正常多 800～1000mL，但输液、输血速度不宜过快，以防脑水肿或肺水肿的发生。

(6)监护肾功能，正确记录尿量 3d。

(7)注意保持负压引流通畅，每 3～4h 抽吸负压 1 次，观察引流液的性质及量。

(8)注意脉搏的变化，预防心衰发生，如有异常立即通知医师进行处理。

(9)按医嘱定时给予醋酸可的松治疗，随时观察有无头痛、腹泻、恶心、腹痛、失水、低血压等肾上腺皮质功能不全征象发生。

第十一节　柯兴综合征护理

此病主要由于肾上腺皮质分泌的皮质醇增多引起的。临床表现为向心性肥胖，脸面潮红，躯干及四肢有皮肤紫纹，月经减少或性功能障碍，软弱无力，高血压，糖尿病等。

(一)术前护理

(1)执行泌尿外科一般护理及手术前护理。

(2)观察患者有无精神症状及血压、心率的变化，如有高血压按医嘱给降压药物。

(3)有急性感染或皮肤疖肿时，及时通知医师处理。

(4)协助患者留 24h 尿，查 17-羟类固醇、17-酮类固醇。

(5)保持水、电解质的平衡。按医嘱应用抗生素，预防感染。

(二)术后护理

(1)执行泌尿外科疾病手术后护理常规。

(2)平卧 6h，血压稳定后改半卧位，术后 4d 鼓励患者逐渐下床活动。

(3)保持水、电解质平衡，准确记录出入量。

(4)密切观察急性肾上腺皮质危象前驱症状，如烦躁不安、头痛、腹痛，严重者可发生休克。有颈项僵直、惊厥、昏迷等时，应及时通知医师给予处理。

第十二节　体外震波碎石术的护理

体外震波碎石是 20 世纪 80 年代治疗泌尿系结石的一项新技术，减少了因手术带来的痛苦。要求护士在每个治疗和护理的环节中密切配合，以提高震波碎石的效果。

(一)治疗前护理

(1)执行泌尿外科一般护理。

(2)做好患者的思想工作，以取得手术中和手术后的积极配合。

(3)手术前日晚口服蓖麻油 30mL，必要时手术晨灌肠。

(4)高血压患者，测血压每日 2 次并记录。

(5)检查患者的腹部平片、静脉肾盂造影及拍片的时间，观察结石的位置、大小，根据病情采取适当的体位。

(6)检查患者各种化验结果是否正常，如肝、肾功能、心电图、尿糖及凝血酶原时间，详细询问有无过敏史。

(7)对女患者应了解月经情况，在行经期间不宜震波碎石。

(二)治疗后护理

(1)执行泌尿外科术后护理。

(2)嘱患者平卧 2～4h。

(3)鼓励患者多饮水、多活动，肾下盏结石的患者应按时倒立。

(4)严密观察患者大小便性质及有无碎石排出，并嘱患者收集结石。

(5)观察患者有无消化道反应，如便血等症状，及时通知医师处理。

(6)有肾绞痛时，及时给镇痛、镇静药物。

第十三节　肾移植术的一般护理

同种异体肾是用无菌技术从 18～45 岁自愿供肾者，或从非因病死亡者(死后 10min 内)取下的健康肾脏。取下的肾脏立即用 4℃的灌洗液冲净残存的血液，并维持在 4℃的环境内，使肾功能不受破坏。将供肾迅速移植于患者的髂窝，血运恢复后即能出现泌尿功能。这是治疗晚期肾衰竭的一种有效措施，即同种异体肾移植术。

(一)术前护理

(1)执行泌尿外科疾病一般护理常规及手术前护理常规。

(2)做好患者的思想工作，避免情绪紧张，并向家属讲明手术后隔离消毒的重要意义，以取得合作。

(3)根据病情卧床休息或轻度活动，做好动静结合。

(4)给予低盐、低蛋白、高维生素饮食，并准确记出入量。

(5)严密观察病情：①观察患者的体温、脉搏、呼吸、血压的变化并记录。如有异常及时查明原因，通知医师处理；②观察尿毒症症状，出现尿毒症时应及时通知医师，施行血液透析疗法。

(6)预防患者感冒，如有皮肤及体内慢性感染病灶应及时给予治疗。

(7)手术前日晚及手术日晨各给肥皂水灌肠1次。手术前日晚服镇静剂，以保证充足睡眠。

(8)准备好手术中所需的物品，如腹带、无菌负压引流瓶、导尿管、输尿管导管、引流用硅胶管等，以及琥珀酸钠氢化可的松、地塞米松、呋塞米、20%甘露醇、低分子右旋糖酐、肝素和血液等。

(9)为移植肾做抗排异准备，按医嘱手术前日晚和手术日晨给口服硫哩嘌呤5mg/kg。

(10)病室准备工作如下：①准备好消毒隔离单人房间，并做空气培养。如不符合要求，应重新消毒；②所用被服及用物均高压或环氧乙烷气体消毒；③备消毒口罩、隔离衣、帽、鞋；④病室内除常用物品，需备500mL量杯(量尿用)、比重计、尿瓶、磅秤、室温计、紫外线灯、泡手用消毒盆及毛巾等，均需消毒后专用；⑤各种医疗用品如血压计、听诊器、卷尺、体温表、手电筒、压舌板、叩诊锤等，放室内固定使用，同时进行紫外线照射消毒。⑥隔离室外设一定范围内的消毒区。

(二)术后护理

(1)执行泌尿外科术后一般护理常规。

(2)将患者安置单人隔离室内，严格执行消毒隔离制度，患者由专人护理，取平卧位。

(3)了解手术及麻醉情况，即刻观察血压、脉搏、体温、呼吸的变化，术后3d内每1～2h测1次。

(4)禁食。待肠蠕动恢复后可给低盐流质或低盐高热量饮食。

(5)为避免术后吻合口血管扭转、出血等，须绝对卧床3周。

(6)密切观察移植肾的情况：①轻扣肾脏，了解是否增大或缩小。若增大明显，说明静脉回流受阻；若肾脏缩小变软，说明动脉供血障碍；②将听诊器置于移植肾门附近可听到血管杂音(正常听不到血管杂音，术后因血管吻合口狭窄，可能出现杂音)。如杂音减弱或消失表示吻合口有血栓形成，及时通知医师处理。

(7)加强基础护理，防止各种并发症：①移植肾侧的下肢早期应避免输液及过度的屈曲；②不宜在人工动、静脉瘘的肢体测血压；③保持大便通畅，避免因用力排便而增加腹压，使移植肾发生移位而影响血供应或吻合口破裂出血；④保持引流管通畅及无菌，每晨更换各种引流管及无菌瓶；⑤注意伤口出血，鼓励患者咳嗽时应按住切口两侧；⑥准确记出入量并记录在体温单上；⑦加强口腔护理，预防细菌或霉菌感染。

(8)持续导尿时，每小时测尿量与比重 1 次。停止持续导尿后，督促患者每 2～3h 排尿 1 次，以防膀胱过度膨胀而发生尿瘘。

(9)密切观察有无排异现象出现。定时测体温、心率、血压、体重，了解患者服药情况及食欲、精神状态、情绪、尿量的变化。患者情绪容易激动或消沉，全身无力，体温上升，头晕，恶心，移植肾区胀痛并且体积增大，尿减少，尿蛋白增高，尿脱落细胞增加，肾功能低下，同位素肾图变化等，均是排异时的常见症状和体征，应及时通知医师处理。

(10)大剂量激素冲击治疗时，加强消毒隔离，防止并发感染及消化道应激溃疡出血。观察有无大便后出血情况，必要时送潜血试验。

(11)根据医嘱准确应用硫唑嘌呤及肾上腺皮质激素。在用药过程中，应注意周围血象及肝功能情况，发现颗粒白细胞或肝损害时，及时通知医师，考虑减药量，更换药物或停药。

(12)出院注意事项如下所述：①不到公共场所，不乱吃食物，禁烟、酒；②外出散步应在晨起人稀少时进行，严防外伤；③预防感冒，平时不去医院，预防交叉感染。

第十四节　人工肾血液透析的护理

人工肾透方法很多，临床上常用方法有结肠透析、腹膜透析和血液透析(人工肾)。病情较轻，在没有人工肾设备的地方可采用腹膜透析法，结肠透析目前已很少应用。

(一)适应证

(1)急、慢性肾衰竭的患者，有尿毒症、高血钾，或因水潴留引起的脑水肿、肺水肿、心力衰竭、电解质紊乱等。

(2)药物中毒 12h 以内的患者。

(二)心理护理

向患者及其家属讲明治疗的目的，可能出现的问题，给予安慰和帮助，消除恐惧感，树立战胜疾病的信心。

(三)透析前护理

(1)透析室的准备如下：①透析室用 0.1%苯扎溴铵溶液擦拭地面，并用紫外线照射 30min；②保持室内温度在 22℃左右，并注意通风；③检查透析原液是否有混浊、沉淀、絮状物、结晶等，如有异常情况停止使用。检查透析器是否有漏气现象；④透析液接机器前，用电导率仪检查(正常 12.5～16ms/cm)。不在正常范围内停止使用，以防透析过程中透析液与患者血液透析不平衡，造成水、电解质紊乱，导致死亡。

(2)对患者的准备工作：①患者进透析室后，须了解患者的一般情况，如出入量、发病原因、病程经过及重要器官的功能状态，有无感染及出血史；②备皮，以准备做动、静脉瘘用。内瘘或外瘘均需备皮，一般宜在左上臂做；③透析前后分别测体重，了解透析间歇期间体重增减情况，对比透析效果。一般透析的超滤量应控制在其体重的 4%～5%以内，两次透析之间体重的增加也控制在这个范围内。如体重减轻，鼓励多吃高蛋白饮食，如鸡蛋、牛奶等动物蛋白；④测体温、脉搏、呼吸及血压并记录，观察患者的一般状态、浮肿程度及尿量等；⑤应做心、肺、肝、肾功能检查，了解各脏器功能情况，以决定两次透析的间隔时间；⑥查血，包括血常规、出血时间、凝血时间、血小板、红细胞压积、凝血酶原时间及血型等。

血红蛋白低于 50g/L 时，给全血 200mL；⑦每次透析前后，均抽查血生化，如钾、钠、氯、非蛋白氮、二氧化碳结合力等，作为选择透析器与透析液的依据，以了解透析效果。

(四)透析过程中的护理

(1)操作时要戴帽子、口罩及无菌手套，以防感染。

(2)打开外层敷料，注意无菌操作(内层敷料透析结束时隔次更换)。

(3)接透析器前要进行体内肝素化，在静脉侧注射肝素按每次 0.7～1.2mg/kg，以后每隔 30min 追加肝素 4～6mg，结束时静脉侧注射鱼精蛋白中和肝素，以防出血。

(4)接上透析器后，注意动脉管是否有扭曲、受压现象，以免影响血流量和损伤瘘管。

(5)如果患者神志不清，须用夹板固定手臂，防止接管脱落，引起出血。

(6)透析液温度应控制在 38～39℃，温度在 36℃ 以下会引起寒战、血管痉挛而影响血流量，温度过高易引起溶血。

(7)观察机器自动监视系统和运转情况。

(8)严密观察病情变化，注意水、电解质的平衡，高血钾患者透析后血钾很快降低，容易出现低钾血症，通知医师及时处理。

(9)严格无菌操作，避免因输血、输液反应引起肾血管痉挛而加重肾功能衰竭，可以用耳针预防。输血、输液速度要慢，防止发生脑水肿、肺水肿和心力衰竭。

(10)患者在透析过程中，可产生透析后综合征，表现头痛、恶心、呕吐、抽搐、精神失常、惊厥、心律不齐、昏迷甚至死亡。透析后须密切观察，如有变化及时通知医师处理。

(五)透析后护理

(1)观察生命体征、体重及透析效果。

(2)患者如有头晕、恶心、呕吐、极度疲劳，应留透析室卧床休息观察 20～30min，待症状消失后护送回病房。

(3)注意敷料是否有渗血情况，敷料浸湿应立即更换，预防感染。

(4)保持动、静脉瘘的通畅，经常巡视患者，不得在有动、静脉瘘的肢体上测血压、上止血带或静脉穿刺。患者卧床时需用枕头垫高臂部，下床活动时用绷带吊挂手臂于胸前。随时观察瘘管的温度、颜色及搏动情况。如颜色变暗、发凉、有不规则的血块，表示凝血、阻塞，应及时处理。

(5)做好饮食护理。每次透析随着代谢产物及电解质的清除，水溶性维生素、氨基酸、蛋白质都有大量丢失，因此长期透析特别是进食不足的患者，易发生营养障碍，应给高热量、高蛋白、低盐、多种维生素、易消化的饮食。尽力调节饮食的味道，增进食欲，并注意饮食的卫生。

(6)患者在透析后由于体内大量细胞液析出，可表现为口渴、胸闷、脉压差小、舌苔干而少津、皮肤失去弹性，因此对浮肿明显的患者限制水分的摄入，并做好宣传、教育，以取得合作。

(7)严格记出入量，特别是尿量的改变。

(8)按时翻身，预防压疮。

第六章　胸外科疾病护理

第一节　胸外科病人一般护理常规

(一)术前护理

(1)协助医生尽快完成各项术前检查。

(2)注意口腔卫生，早晚刷牙。

(3)注意保暖，防止呼吸道感染。

(4)严格戒烟，指导病人做深呼吸、咳嗽，练习床上大小便。

(5)术前教育：①了解病人潜在的心理问题；②让病人了解手术信息；③告知各种治疗、护理措施的重要意义；④教会术后如何有效配合。

(二)术后护理

常规住 ICU，全麻清醒、生命体征平稳后转回病房。

(1)全麻清醒后，血压平稳者，采取半卧位。

(2)保持胸腔闭式引流通畅，注意引流液的颜色及量。如引流液为血性液，每小时超过 100mL 或连续 3~5h，或突然持续流出大量血液，表示胸腔内有活动性出血，应立即备血，准备手术止血。

(3)适当镇静止痛，鼓励并协助咳嗽排痰、做深呼吸运动，常规氧气雾化吸入 3d，每天 2~3 次。必要时行鼻导管或气管镜吸痰，及时排除呼吸道分泌物，促进肺复张。

(4)根据病人情况掌握输液、输血速度，输液速度控制在 15~40 滴/min。

(5)除食道手术外，术后 12h 无恶心、呕吐、腹胀等现象时可少量饮水，术后 24h 可进流质，48h 可进半流质饮食。

(6)如无禁忌，鼓励早期活动，麻醉清醒后作轻度肩臂运动，躯干和四肢运动，以后每 4h 一次协助肩臂被动运动。

(7)卧床期间做好基础护理，防止并发症。禁食期间加强口腔护理。

第二节　胸部创伤病人护理常规

(1)按外科病人一般护理常规。

(2)接到接收病人通知时，应询问伤情，准备抢救用药。

(3)观察生命体征，受伤部位，有无复合伤，协助医生作诊断性胸、腹穿。

(4)如有进行性出血、出现休克，应尽快建立有效静脉通路，快速补液，交叉合血，准备手术。

(5)如有气紧、发绀，应立即给予氧气吸入。

(6)观察有无呼吸道梗阻及异常呼吸。呼吸道梗阻或昏迷病人必须迅速清除呼吸道分泌物，电动吸痰。必要时紧急气管插管或行气管切开术。

(7)高压性气胸者行紧急排气，在患侧锁骨中线第二肋间隙插入导管针，并立即在局部麻醉下行胸腔闭式引流。

(8)反常呼吸者，用宽胶布或肋骨固定带固定，注意固定松紧要适当。

(9)诊断明确后，可适当镇静、止痛。

第三节　胸腔闭式引流术护理常规

胸腔闭式引流用于治疗胸腔手术后排出渗液积气，恢复胸腔内负压，同时胸腔闭式引流也是治疗气胸、血胸和脓胸的重要措施。

(1)管道务必密封。使用前严格检查引流管是否通畅，全套装置是否密封，使用时注意长玻璃管勿离开水面。正确连接各管道。

(2)保持引流通畅。病人血压平稳后取半卧位，注意观察有无气体，液体排出及长玻璃管内水柱波动幅度，以及有无倒吸现象。术后 4h 内应每 15～30min 挤压引流管一次，病情稳定后逐渐减少挤压次数。并鼓励病人行咳嗽、深呼吸活动，以利引流，促使肺复张。

(3)妥善固定。引流瓶置于低于胸腔穿刺口平面 60～100cm，妥善固定于床缘，搬运病人时，双钳夹闭引流导管，病人下地行走时引流瓶不超过膝关节。

(4)保持无菌。更换水封瓶内无菌液时，必须严格遵守无菌操作，防止空气进入胸腔，瓶内液体以使长玻璃管下端埋入无菌液内 3～4cm 为宜，引流管经皮肤处要保持无菌，有渗出时要及时更换敷料。

(5)观察引流物量、色、质，以及引流速度，并详细记录。如发现有血性引流液最多、增长速度快、色鲜红，或持续有大量气体排出，应通知医生处理。

(6)引流管于手术后 48～72h 后，24h 引流量＜50mL，无气体排出，X 线胸片示肺膨胀良好即可拔除，拔管后应观察病人呼吸情况，伤口有无渗液、漏气等。

第四节　肺叶切除术病人护理常规

按胸外科病人一般护理常规。

(一)术前护理

(1)支气管扩张和肺脓肿患者，要按病变部位指导病人进行体位引流，每日 2～3 次每次 15～30min，饭前空腹时进行。待痰量控制在 30～50mL 以内，方可手术。

(2)病人有咯血时，保持绝对卧床，观察血压、呼吸、脉搏的变化，及时发现大咯血的先兆，做好抢救准备。

(3)肺结核病人术前继续药物抗结核一周以上，用药期间观察药物的副作用。

(4)注意营养状况。给予高蛋白、高热、高维生素饮食。如血浆蛋白低于 5g 或有下肢水肿。可适量给予输血、血浆或白蛋白。

(二)术后护理

(1)全麻清醒后取 30°～45°半卧位。病情重及肺功能差者避免健侧卧位；常规吸氧，根据肺叶切除大小，考虑呼吸代偿情况，酌情增加氧量和时间。

(2)注意监测生命体征的变化。术后 3d 内每 4h 测体温、脉搏、呼吸一次，若体温持续不降，且有上升趋势，并伴有咳嗽，痰中带血或咳出咖啡色液体应通知医生做进一步检查，了解有无肺部感染、脓胸或支气管胸膜瘘等并发症。

(3)全麻清醒后即可定时交换体位，叩击胸背部或双手紧按术侧胸壁协助排痰，氧气雾化吸入每日2~3次，必要时可用吸痰器吸出口鼻内分泌物。肺段切除术后早期咳嗽，往往有血痰咳出，应给予耐心解释，消除顾虑。鼓励做深呼吸、吹气球预防肺不张。

(4)按胸腔闭式引流护理常规护理，如术后渗液为淡红色，术后24h总量不超过500mL，术后3~6h每小时不超过50mL。且逐渐减少，均属正常范围。每小时渗血量达100mL以上，连续3h，并出现血压下降、脉搏增快、烦躁不安等表现，即可判断为胸腔内活动性出血。立即准备手术止血。

(5)注意观察病情变化及胸腔出血情况，观察引流液的性状及量，如发现病人呼吸困难、脉搏加快、颈部气管移位、呼吸音减弱、血压下降或引流量增多等，及时通报医生，并备好气管内插管、支气管镜、气管切开包及氧气。

(6)肺段切除术后严重肺、支气管漏气者，需接三瓶负压装置，以便迅速排除胸腔内气体，保持负压。若术后3~14d仍有大量气体自胸腔引流管中排出，可用亚甲蓝注入胸膜腔，如病人咳出带蓝色的痰液，即证实并发支气管胸膜瘘，需手术修补。

(7)术后输液量一般控制在每日2000mL以内，输液速度宜慢。每分钟20~40滴，并限制氯化钠的摄入。术后12h病情平稳即可饮水，渐进流质，半流质。如病人进食量不足，报告医生。

(8)胸腔引流管拔出后，鼓励病人早期下床活动，逐渐增加活动量。

第五节　食管手术病人护理常规

按胸外科病人一般护理常规。

(一)术前护理

(1)了解病人进食情况，对长期不能进食，一般营养状况差及水电解质有失平衡者，经静脉补充水电解质和营养，对已带有胃造瘘或空肠造瘘管者，做好营养液的调制和灌注。

(2)注意病人的口腔卫生，积极治疗口腔疾患，呕吐后及时漱口。

(3)食管严重梗阻者，术前3d安放胃管至梗阻近端，每晚用温盐水、庆大霉素冲洗食管。

(4)贲门痉挛病人注意睡眠体位，防止入睡时食物返流入肺。

(5)告知病人胃肠减压的重要意义，使之能主动配合保留胃管。

(6)术日晨禁饮禁食，置放胃管及肠内营养管。若不能顺利插入胃内，可将胃管固定于梗阻近端，不可强行下插。

(7)准备做结肠代食管手术者，术前5d改流质饮食，口服肠道抗生素，加服维生素K_1前1d上午口服全肠道灌洗液一剂，晚上和术日晨各清洁灌肠一次。

(二)术后护理

(1)心电监护，对老年人、心脏病、糖尿病及慢性支气管炎患者特别注意心电图以及血氧饱和度、血气、血糖、电解质、尿量等指标。

(2)持续胃肠减压，妥善固定胃管，防止脱落，观察抽液颜色、量及性质，保持胃管通畅，有阻塞可用少许生理盐水冲洗。胃管脱出后，应严密观察病情，不应盲目再插入以免戳穿吻合口，造成吻合口瘘。

(3)维持胸腔闭式引流管的通畅，观察其性状、颜色、量、并记录，若术后3h内胸腔闭式引流量在每小时100mL呈鲜红色并有较多凝块，病人出现烦躁不安、血压下降、尿少等血容量不足的表现应考虑为活动性出血，应及时报告医师，采取措施。

(4)术后应禁饮食，术后第3d从肠内营养管注入肠内营养液，第6d试饮水，如病人无不适，拔出胃管后开始进食蛋白水及电解质液，每次50mL，每两小时一次，两次间可给等量开水；术后第8d进全流质50mL每小时一次，术后10～12d开始半流饮食，术后二周可进软食。

(5)进食期间观察有无反流现象。如有腹疼，呼吸加快、体温升高等表现，应停止进食，口腹亚甲蓝后行胸穿，如抽出蓝色液体即可证实有吻合口瘘，此时立即准备胸腔闭式引流或作空肠造瘘术。

(6)禁食期间或进食不能满足需要时，需从静脉补充水电解质及营养物质，保证补液按计划完成。

(7)术后两周内，口服片剂药物应碾磨成粉，以免影响吻合口愈合。

(8)吻合口在颈部者，进食时宜取半卧位，不能弯腰前倾，以免胃内容物反流至口咽部发生窒息。

(9)贲门癌切除后，胃内容物易反流于食管，出现恶心呕吐，平卧时加重，故饭后半小时不宜卧床，睡眠时需抬高床头。

第七章　心外科病人护理常规

第一节　心外科病人一般护理常规

(一)术前护理

(1)心理护理：心脏手术复杂、危险性大、并发症多，病人既要忍受病痛的折磨，又要承受来自家庭、社会和经济等各方面的压力。因此，护士应根据病人的具体情况，给予不同的心理疏导。

(2)协助医生尽快完成各项术前检查。如心电图、心脏彩超、X照片、心导管检查等。

(3)严格戒烟。

(4)注意口腔卫生，早晚刷牙，如有牙周感染或口腔疾病者及时通知医生。

(5)注意保暖，防止呼吸道感染。

(6)指导病人做深呼吸、咳嗽，练习床上大小便等适应性训练。

(7)术前教育：①了解病人的心理需要，有针对性地进行心理护理；②让病人了解手术治疗信息；③告知各种治疗、护理措施的重要意义；④教会病人及家属术后如何有效配合治疗及护理。

(二)术后护理

(1)心电监护，定时观察心电图、心率、血压、呼吸、血氧饱和度、尿量等指标。

(2)常规给氧 3～5L/min，观察呼吸动度，听诊双肺呼吸音情况。

(3)血压平稳后，病情允许，采取半卧位。

(4)常规氧气雾化吸入 3～5d，每天 2～3 次。鼓励并协助咳嗽、排痰，必要时吸痰或体疗排痰。

(5)保持胸腔闭式引流及心包纵隔引流通畅，注意引流液的颜色、性质及量，如引流液为血性，每小时超过 100mL，连续 3～5h，或突然持续流出大量血液，表示胸腔内有活动性出血，应立即报告医生，并做好二次开胸止血的准备。

(6)根据病人情况掌握输液、输血速度，速度控制在 10～40 滴/min。

(7)拔除气管插管后 4～6h 无恶心、呕吐腹胀等现象时可少量饮水，如无腹胀可进流质、半流质。

(8)如无禁忌，鼓励早期活动。

(9)胸部正中切口开胸病人，使用胸廓带固定并协助病人起床或卧床三个月。

第二节　缩窄性心包炎病人护理常规

缩窄性心包炎常是结核性、化脓性及其他非特异性急性心包炎未能及时有效治疗的后果。由于心包增厚，高度纤维化，形成一紧缩在心脏四周的硬壳，限制了心脏的收缩与舒张，引起一系列循环障碍的临床表现及体征，有效的治疗方法是心包剥离术。

按心外科病人一般护理常规护理。

(一)术前护理

(1)一般情况差者注意补充营养,如有水肿者,给予低盐高蛋白饮食,必要时静脉补充白蛋白、血浆、少量全血。

(2)呼吸困难者,取半卧位,给予氧气吸入。

(3)使用利尿剂者,注意有无水电解质及酸碱失衡,定期抽血查血电解质。

(4)凡腹水明显,下肢水肿,使用利尿剂病人,记录每日尿量,定期测量腹围、体重。

(5)必要时术前协助医生适量放腹水。

(二)术后护理

(1)全麻清醒后取半卧位,吸氧 4~6L/min。

(2)严格控制液体输入量及速度,防止短时间内过量输入,以免突然增加心脏负担。

(3)准确记录出入量,使用利尿剂者注意补钾及检查血钾。

(4)保持胸腔闭式引流的通畅,每 1~2h 挤捏引流管一次,每日更换胸腔闭式引流瓶液,观察记录引流液的颜色、性质及量。

(5)定时测量腹围,观察腹水吸收情况。

(6)术后下床活动不宜过早,可在术后 3d 开始床旁活动,术后 2 周内仍要限制活动。

第三节　体外循环病人护理常规

体外循环是中断人体自身血循环,用人工心肺机代替心肺功能,以维持身体组织的正常代谢。在心肺处于暂时休息的状态下施行心内直视手术。

按心外科病人一般护理常规。

(一)术前护理

(1)严重发绀的先心病及风心病病人,减少活动,避免不良刺激,每日面罩给氧 2~3 次,每次 60min,每分钟 3~5L。

(2)需行心导管或心血管造影的病人,检查前进行穿刺部位皮肤准备,检查前 4h 禁食。检查后卧床休息 48h,穿刺部位以沙袋压迫 6~8h,观察穿刺部位有无出血或血肿形成和足背动脉搏动情况。

(3)加强营养,鼓励进食高蛋白、高维生素、高热量饮食,必要时静脉补充白蛋白、维生素和热量。

(4)长期服用洋地黄及利尿剂者,术前 1~3d 停服,术前晚常规给予催眠剂,可使病人在术日晨有良好的精神状态。

(5)术前 1d 按胸骨正中切口或侧开胸切口备皮范围准备皮肤,同时准备动脉穿刺处皮肤,颈动脉备颈部外侧,桡动脉穿刺备前臂及腕部,股动脉穿刺备双侧腹股沟、大腿上 1/3 皮肤。

(6)手术日晨准确测量身高、体重、血压,体重需在病人空腹状态下,去除厚重衣服,排尿后测定。

(二)术后护理

(1)病人由监护室转回后,与监护室护士交接病情及用药情况。

(2)根据病情予以面罩持续给氧或间断吸氧，3～5L/min。

(3)接心电监护：在病人转回前根据病人情况预设各合适的报警限，迅速观察心电监护仪上显示的各种数据和图形变化。如有异常，立即报告医生及时处理。

(4)使用临时起搏器时，注意病人的自主心律是否已被起搏器夺获，防止导线脱落失灵。观察起搏器工作情况。

(5)保持心包纵隔引流及胸腔闭式引流的通畅，每2～4h挤捏一次引流管，观察引流液的颜色、量及性质，做好记录。

(6)药物治疗的护理：①掌握常用药物剂量、用法、毒副反应观察要点；②强性药物(儿茶酚胺类、扩血管类、抗心律失常类及大剂量钾等)尽可能以微量注射泵经中心静脉通道输入。严格按医嘱调控泵入浓度、速度，并计算在单位时间内，按公斤体重进入体内的药物量。在微量注射泵上标明药名、浓度和配置时间，做好护理记录。禁止在此通道上推注其他药物。

(7)生命体征平稳后取半卧位，以后根据病人情况，逐步增加运动量。

第四节　心脏瓣膜置换术病人护理常规

按心外科及体外循环病人护理常规。

(一)术前护理

(1)了解病人心脏功能，注意有无咯血、栓塞、心衰史、女病人有无月经来潮。

(2)心功能Ⅲ级以上者，卧床休息，保暖防寒，低盐饮食，强心利尿，注意补钾，并记录每日尿量。

(3)注意有无发热、关节疼痛等风湿活跃表现。

(4)观察心率、脉搏。心房纤颤者测心率并记录。

(5)术前一周，按医嘱输入心肌激化液(5%～10%葡萄糖液500mL，胰岛素8U，10%氯化钾15mL，25%硫酸镁10mL，滴速20～30滴/min)。

(6)术前一日，按医嘱做好术前准备。

(二)术后护理

(1)观察有无失语、偏瘫、偏盲及一侧瞳孔散大等脑和血管栓塞情况。

(2)继续术前强心利尿治疗，记录每日尿量。观察洋地黄毒性反应，教会病人自测脉搏或心率，当脉搏或心率低于60次/min时停用洋地黄。

(3)术后定时听诊机械瓣膜音，如听音异常及时报告医生。

(4)风心病瓣膜置换手术后24～48h即应开始抗凝治疗。抗凝治疗中需观察有无出血现象，抗凝治疗的效果，通常以凝血酶原时间维持在18～22s，国际标准值1.5～2.0为宜。生物瓣治疗为3～6个月，机械瓣需终生抗凝。

(5)生命体征平稳后，尽早拔除深静脉置管及动脉测压管。

(6)观察体温变化，若术后一周后体温持续>38.5℃，应考虑有无肺部感染、胸腔积液、心包积液等。及时做血培养，尤其警惕细菌性心内膜炎发生。

第八章　内分泌和代谢性疾病护理

第一节　尿崩症

尿崩症是由于抗利尿激素缺乏，肾小管重吸收水的功能障碍，引起以多尿、烦渴、多饮与低比重尿为主要表现的一种病症。本病是由于下丘脑—垂体部位的病变所致，部分病例可无明显病因。发病以青年多见。

(1)执行内分泌和代谢性疾病一般护理。

(2)患者常因多尿而引起软弱无力、头晕、心悸，故必须注意休息，以防晕厥。

(3)给予高热量、高维生素、易消化的饮食，多数患者喜食稀饭菜汤之类，应给予照顾。嘱患者多吃水果等含钾及其他电解质多的食物。

(4)备足够冷、热水，以便及时饮用，但不宜饮浓茶、咖啡等饮料。准确记录出入量。

(5)熟悉各种检查，如限水试验、高渗盐水试验等，并协助医师做好上述试验。

(6)观察血压、心律、心率、皮肤等变化，防止发生低钾及脱水。

第二节　甲状腺功能减退症

甲状腺功能减退症是由多种原因引起的甲状腺激素分泌不足或激素的周围效应减退的全身性内分泌疾病。患者出现怕冷、乏力、体重增加，严重者有典型的黏液性水肿、颜面虚肿、皮肤粗糙、动作迟缓、嗜睡、纳差、腹胀、便秘、心动过缓等。根据起病年龄不同，可分为呆小病(克汀病)、幼年型和成年型"甲减"。前二者分别在出生前或出生后起病，多伴智力发育异常。

1. 护理评估

(1)健康史：评估患病的起始时间、主要症状和家族史、既往史及用药史、月经史、生育史。

(2)诱发因素：评估患者有无精神刺激、感染、创伤等诱发因素。

(3)症状和体征：评估患者有无畏寒、食欲缺乏、水肿、嗜睡、便秘等，如有嗜睡、体温下降(体温<35℃)、呼吸浅慢、心动过缓、血压下降，警惕发生黏液性水肿昏迷。

(4)实验室及辅助检查：主要评估甲状腺激素、促甲状腺激素、促甲状腺激素释放激素等检查结果。

(5)社会心理评估：评估患者的情绪及心理反应。

2. 护理措施

主要处理有激素替代治疗、控制感染、抗休克治疗、纠正电解质紊乱等治疗方案。

(1)病情观察：如患者出现嗜睡、体温下降(体温<35℃)、呼吸浅慢、心动过缓、血压下降，提示发生黏液性水肿昏迷，应立即通知医生，配合医生及时抢救。

(2)饮食护理：给予高蛋白、富含维生素、低钠、低脂肪饮食，少食多餐，鼓励患者摄取足够水分；进食粗纤维食物，促进肠蠕动。

(3)药物护理：①观察甲状腺素药物的效果及不良反应。如出现多食、消瘦、心悸、心律失常、多汗、兴奋等甲亢症状应立即通知医生；②观察使用缓泻剂患者的排便情况，有无腹胀、腹痛等麻痹性肠梗阻的表现。

(4)皮肤护理：①观察皮肤弹性、水肿情况及有无发红、破损，可局部涂抹乳液或润肤油；②协助按摩受压部位，保持皮肤清洁，避免形成压疮；③加强保暖，避免局部热敷，防止烫伤。

(5)心理护理：鼓励患者多参与社交活动，加强病友之间的交流。

3.健康指导

(1)向患者及家属解释有关疾病的病因及自我护理的知识；注意保暖及个人卫生，防止感染和创伤。

(2)对需要终身替代治疗者，向其解释终身服药的重要性和必要性。

4.护理评价

经过治疗和护理，评价患者是否达到：①了解甲减的原因；②通过饮食及运动，恢复正常的排便形态；③安全、有效地用药；④不发生黏液性水肿。若发生黏液性水肿昏迷，能及时发现和处理。

第三节　甲状腺功能亢进症

甲状腺功能亢进症简称"甲亢"，是由于多种病因致甲状腺功能增高、甲状腺激素分泌增多所引起的一组常见内分泌疾病。患者出现畏热、多汗、食欲亢进、大便次数增加、体重减轻，常有神经过敏、易激动、烦躁多虑、失眠紧张、多言多动、心悸、胸闷、气促，严重者可导致甲亢性心脏病及不同程度的甲状腺肿大、突眼等临床表现。

1.护理评估

(1)健康史：患病的起始时间、主要症状和家族史、既往史及用药、月经史。

(2)诱发因素：患者有无精神刺激、感染、创伤等诱发因素。

(3)症状和体征：有无甲状腺毒症的表现、甲亢眼征及甲状腺肿大等，若出现心率增快、大汗淋漓、烦躁不安、腹泻、呕吐等症状，警惕甲状腺危象。有无发热、皮疹、粒细胞减少等不良反应。

(4)实验室及辅助检查：甲状腺激素、促甲状腺激素、促甲状腺激素释放激素等检查结果。

(5)社会心理评估：患者的情绪及心理反应。

2.护理措施

主要有药物治疗、手术治疗和放射性治疗。

(1)病情观察：密切观察生命体征变化，如发现原有症状加重、继发高热(体温＞39℃)、心率增快、大汗淋漓、烦躁不安、腹泻、呕吐等症状，提示有甲状腺危象，应及时告知医生，并积极配合抢救。

(2)休息与活动：保证充分的休息，避免过度疲劳，有并发症者应绝对卧床休息。

(3)饮食护理：给予高热量、高蛋白、高维生素饮食；鼓励患者多饮水，每天 2000～

3000mL，但有心脏病者应避免大量饮水，以防发生水肿和心力衰竭；忌浓茶、咖啡等刺激性饮料；勿进食增加肠蠕动和易导致腹泻的富含纤维素食物。

(4)药物护理：用硫脲类药物时，观察有无发热、皮疹、粒细胞减少等不良反应；遵医嘱正确用药，不可自行减量或停药。

(5)眼部护理：①有突眼、眼睑不能闭合者，外出时戴墨镜或眼罩，防止风、光、尘刺激；②避免用眼过度；经常滴眼药水，避免眼睛过度干燥；睡前涂抗生素眼膏，用无菌生理盐水纱布覆盖双眼；防止角膜和球结膜感染；③睡觉或休息时，抬高头部，减轻球后水肿。

(6)放射性 ^{131}I 治疗的护理：服 ^{131}I 当日晨禁食，服后 2h 可进食，1 周内不按摩甲状腺。2 周内低碘饮食和禁用含碘的药物，1 个月内不宜与孕妇和儿童密切接触，3 个月后返院复诊，以及早发现甲状腺功能减退症(甲减)。

(7)心理护理：消除精神紧张和心理负担，避免情绪波动。

3. 健康指导

(1)保持心情愉快，避免情绪激动和过度疲劳。

(2)指导患者自我防护的方法，如衣领宽松、严禁用手挤压甲状腺。

(3)加强营养，防止因受凉、感染而诱发甲状腺危象。

(4)坚持服药，定期复查。

4. 护理评价

经过治疗和护理，评价患者是否达到：①了解甲亢的原因；②甲状腺功能正常；③安全、有效地用药；④无严重并发症。

第四节　原发性慢性肾上腺皮质功能减退症

原发性慢性肾上腺皮质功能减退症又称阿狄森病。由于自体免疫、结核、真菌等感染或肿瘤、白血病等原因破坏了双侧肾上腺的绝大部分，引起肾上腺皮质激素分泌不足所致。主要表现为乏力、色素沉着、低血压、恶心、呕吐、消瘦等。

1. 护理评估

(1)健康史：患者既往有无结核病史、手术史、用药史等。

(2)诱发因素：患者有无感染、创伤、手术、分娩、大量出汗、呕吐、腹泻、脱水或突然中断治疗等。

(3)症状和体征：患者有无皮肤色素沉着、乏力、食欲减退、体重减轻、血压下降等，当出现高热、恶心、呕吐、腹痛或腹泻等病情急骤加重，警惕肾上腺危象。

(4)实验室及辅助检查：主要评估血常规、血生化、肾上腺皮质功能(如血、尿皮质醇、ACTH)等检查结果。

(5)社会心理评估：患者的情绪及心理反应。

2. 护理措施

(1)病情观察：如患者出现高热、恶心、呕吐、严重脱水、血压降低等病情急骤加重，应警惕肾上腺危象发生，立即通知医生并配合抢救。

(2)饮食护理：给予高热量、高蛋白、富含维生素食物，鼓励患者摄取足够水分和钠盐，避免进食含钾高的食物，以免诱发心律失常。

(3)药物护理：①糖皮质激素替代治疗：根据患者情况确定合适的基础量，指导在上午8时前和下午2时前按时服药，必要时加用小剂量盐皮质激素；②补充钠盐：钠盐摄入要充足，每日至少8～10g，有腹泻、大量出汗等情况时应酌情增加；③观察药物的疗效及不良反应；④密切观察血压、肢体水肿、水和电解质浓度的变化。

(4)防治诱因、积极治疗：①创伤、手术、分娩、呕吐、腹泻、脱水或突然中断治疗等情况，以免发生肾上腺危象；②保持清洁，避免压疮；③注意保暖，避免局部热敷防止烫伤。

(5)心理护理：鼓励患者多参与社交活动，加强病友之间的交流。

3. 健康指导

(1)向患者及家属解释有关疾病的病因及激素替代治疗的重要性和必要性，配合治疗。

(2)避免加重病情的因素。

(3)加强自我保护：外出避免阳光直晒，以免加重皮肤色素沉着。随身携带识别卡，以便发生紧急情况时能得到及时处理。

4. 护理评价

经过治疗和护理，患者是否达到：①了解肾上腺皮质功能减退的基础知识；②安全、有效地用药；③维持正常生活；④无严重并发症。

第五节　高脂血症和高脂蛋白症

当血浆脂质浓度超过正常高限时称高脂血症。血浆脂蛋白超过正常高限时称高脂蛋白血症。由于大部分脂质与血浆蛋白结合而转运全身，故高脂血症常反映于高脂蛋白血症。临床上常见于未控制的糖尿病、黏液性水肿或甲状腺功能减退症、动脉粥样硬化、肾病综合征、脂肪肝等疾病，为代谢病中常见的重要病症。

(1)执行内分泌和代谢性疾病一般护理。

(2)适当休息，经常参加一定量的体力活动或体育锻炼。

(3)指导患者控制饮食，认识饮食治疗的重要性。宜低脂肪、低胆固醇、低糖、高蛋白饮食。

(4)长期应用降血脂药物治疗，应注意药物的副作用。

(5)观察患者有无糖尿病、甲状腺功能减退、肾病综合征、梗阻性肝胆疾病等。

第六节　腺垂体功能减退症

腺垂体功能减退症亦称西蒙－席汉综合征，是垂体激素缺乏所致的复合症群。本病多见于女性，与产后出血所致垂体缺血性坏死有关。

1. 护理评估

(1)健康史：女患者的月经史及生育史、分娩史、休克病史、昏迷病史。

(2)诱发因素：有无产后大出血史等。

(3)症状和体征：女患者有无性腺功能减退等，严重者还应评估患者的神志等。

(4)实验室及辅助检查：性腺功能、甲状腺功能、肾上腺皮质功能、腺垂体激素等检查结果。

(5)社会心理评估：患者的情绪及心理反应。

2.护理措施

(1)病情观察：密切观察生命体征和意识，注意有无低血糖、低血压、低体温等，观察瞳孔大小、对光反射等意识情况，尽早发现垂体危象征兆，配合抢救。

(2)休息与活动：患者应卧床休息，症状好转后逐步增加活动，但应避免过度劳累。

(3)饮食护理：给予高热量、高蛋白、富含维生素饮食，便秘者给予高纤维素饮食。

(4)纠正低血糖：低血糖最为多见，一般可立即静脉注射50%葡萄糖40～80mL，继以10%葡萄糖静脉滴注(维持治疗)。

(5)药物护理：终身激素替代治疗。注意根据病情调节糖皮质激素剂量，甲状腺激素应从小剂量开始，缓慢递增。

(6)垂体危象抢救配合：立即建立静脉通路，准备使用高渗糖和激素类药物。畅通呼吸道并给氧，低温者保暖，遵医嘱给予小剂量甲状腺激素，循环衰竭者纠正休克，感染者抗感染治疗，高温者降温处理。

(7)皮肤护理：①观察皮肤弹性、水肿情况及有无发红、破损，可局部涂抹乳液或润肤油；②协助按摩受压部位，保持皮肤清洁，避免压疮；③加强保暖，防止烫伤。

(8)心理护理：鼓励患者多参与社交活动，加强病友之间的交流。

3.健康指导

(1)识别和避免诱发因素：指导患者保持情绪稳定，注意生活规律，避免过度劳累。

(2)饮食指导：指导患者进食高热量、高蛋白、富含维生素，易消化的饮食，少食多餐，以增强机体抵抗力。

(3)指导合理用药：告知患者药物的名称、用法、用量及注意事项。指导患者严格遵医嘱服药，不得随意增减药物剂量。

(4)观察与随访：指导患者识别垂体危象的征兆，若感染、发热、外伤、腹泻等情况发生时，应立即就医。

4.护理评价

经过治疗和护理，评价患者是否达到：①了解腺垂体功能减退的原因；②神志、体温恢复；③安全、有效地用药；④发生垂体危象时得到及时处理。

第七节　嗜铬细胞瘤

嗜铬细胞瘤起源于肾上腺髓质、交感神经节或其他部位的嗜铬组织，这种瘤细胞持续或间断地释放大量儿茶酚胺，引起持续性或阵发性高血压和多个器官功能代谢紊乱等症状。

1.护理评估

(1)健康史：主要症状及起始时间、家族史、既往史及用药史等。

(2)诱发因素：发病是否与情绪激动、体位改变、吸烟、饮酒、药物等有关。

(3)症状和体征：患者有无阵发性或持续性血压升高、头痛、面色苍白、大汗淋漓、视力模糊、复视等。

(4)实验室及辅助检查：主要评估血、尿儿茶酚胺及其代谢产物测定等结果。

(5)社会心理评估：患者的情绪及心理反应。

2.护理措施

(1)病情观察：①密切观察生命体征的变化，定时测量血压；②如患者出现血压骤升(收缩压达 200～300mmHg，舒张压达 130～180mmHg)、伴剧烈头痛、面色苍白、大汗淋漓、恶心、呕吐、视力模糊、复视，应警惕发生高血压危象，应立即告知医生并配合抢救。

(2)饮食护理：给予高热量、高蛋白质、富含维生素、易消化饮食，避免饮用含咖啡因的饮料。

(3)休息与活动：急性发作时应绝对卧床休息，保持环境安静，避免声光刺激。护理人员操作应集中进行。

(4)用药护理：①使用α受体阻滞剂要严密观察血压变化及药物不良反应；②头痛剧烈者按医嘱给予镇静剂。

(5)心理护理：观察患者的情绪变化，介绍有关疾病知识、治疗方法及注意事项，消除恐惧心理和紧张情绪。

3.健康指导

(1)指导患者生活规律，避免劳累，保持情绪稳定、心情舒畅。

(2)说明药物的作用、服药时间、剂量、过量或不足的征象、常见的不良反应。指导患者定期返院复诊，以便及时调整药物剂量。

(3)嘱患者随身携带识别卡，以便发生紧急情况时能及时处理。

4.护理评价

经过治疗和护理，评价患者是否达到：①了解嗜铬细胞瘤疾病的相关知识；②病情好转，血压得到有效控制；③安全、有效地用药；④未发生高血压危象。

第八节　痛风

1.护理评估

(1)健康史：主要症状及起始时间、家族史、既往史及用药史等。

(2)诱发因素：患者有无酗酒、过度疲劳、关节受伤、手术、感染、摄入高蛋白和高嘌呤食物等诱发因素。

(3)症状和体征：患者有无高尿酸血症，关节红、肿、热、痛、畸形、功能障碍，痛风性关节炎等。

(4)实验室及辅助检查：血、尿尿酸测定，关节腔滑膜囊液等的检查结果。

(5)社会心理评估：患者的情绪及心理反应。

2.护理措施

(1)病情观察：①观察疼痛部位、性质、间隔时间等；②观察患者受累的关节有无红、肿、热和功能障碍等表现；③有无过度疲劳、寒冷、潮湿等诱发因素；④有无痛风石的体征；⑤观察体温变化；⑥监测血尿、尿酸变化。

(2)休息与活动：急性关节炎期应绝对卧床休息，抬高患肢，避免受累关节负重。

(3)局部护理：手、腕或肘关节受累时，可在受累关节处给予冰敷或25%硫酸镁湿敷。痛风石严重时，可致局部皮肤溃疡，保持患部清洁，避免感染。

(4)饮食护理：饮食量清淡，易消化，避免进食高嘌呤食物，忌辛辣刺激性食物。严禁饮酒，并指导进食碱性食物，鼓励患者多饮水。

(5)心理护理：告知患者痛风的有关知识，讲解饮食与疾病的关系，树立战胜疾病的信心。

(6)用药护理：指导患者正确用药，观察药物疗效，及时处理不良反应。

3.健康指导

(1)知识宣教：给患者和家属讲解疾病的有关知识，避免情绪紧张；生活规律；肥胖者应减轻体重；应防止受凉、劳累、感染、外伤等。

(2)饮食指导：避免进食高嘌呤食物，忌饮酒，每日饮水≥2000mL，有助于尿酸排出。

(3)药物指导：按医嘱用药，避免应用诱发和加重痛风的药物，用药期间如有不良反应应及时就诊。

(4)适度运动与保护关节：①运动后疼痛超过1～2h，应暂停此项运动；②使用大肌群；③交替完成轻、重不同的工作，不要长时间进行重体力劳动；④经常改变姿势。

(5)自我鉴别病情：定期复查血尿酸，门诊随访。

4.护理评价

经过治疗和护理，评价患者是否达到：①了解痛风的相关知识，正确对待疾病，积极改变生活习惯；②血、尿尿酸维持正常水平，可维持正常生活和工作；③安全、有效地用药；④无严重并发症。

第九章　呼吸系统护理

第一节　呼吸系统疾病一般护理

(1)执行内科疾病一般护理。

(2)室内应保持清洁、安静、舒适、阳光充足、空气新鲜。室内应有通风设备，保持一定的温湿度。室温一般保持在 18～20℃，湿度在 50%～60%最适宜。空气应定期消毒，每日用 1%～2%来苏泼洒地面，一方面保持室内一定湿度，同时还可净化空气。每周空气消毒 1 次，并做空气培养，以监测空气污染和消毒效果。

(3)同一种致病菌感染的患者集中一室，或分住单人房间。金黄色葡萄球菌、绿脓杆菌所致感染性疾病，应进行呼吸道隔离，其痰液应消毒处理后再倒掉。

(4)根据病情决定患者休息时间。发热期患者应绝对卧床休息。鼓励患者多饮水。

(5)实行三级护理制度。对全身情况衰竭、生活不能自理的患者，要做好口腔、皮肤和生活护理。

(6)对危重患者及时制订护理计划，书写护理病历和护理记录。

(7)给患者高蛋白、高热量、多维生素易消化普通饮食。高热和危重患者，可给流质或半流质饮食。

(8)胸痛、气急、哮鸣者，了解并发症的症状、体征，以便及早发现及时处理。应保持呼吸道通畅。

(9)掌握给氧方法和氧流量。熟悉酸碱失衡的临床表现，了解肺功能检查和血气分析的临床意义，发现异常及时通知医师；熟悉药物剂量、剂型和换算方法，观察药物疗效和副作用。

(10)呼吸衰竭患者出现兴奋、烦躁、谵妄时，应用镇静药要慎重，禁用吗啡和阿米妥等巴比妥类药，以防抑制呼吸。

(11)留取痰液、脓液、血液标本时按常规操作，取样要新鲜，送检要及时，标本容器要清洁干燥。

(12)护士应掌握支气管造影、纤维支气管镜窥视、胸腔穿刺放液或壁层胸膜活检、诊断性人工气胸术等检查的术前准备、术中配合、术后护理等技术。

(13)对高热、咯血患者，执行有关护理常规。

(14)备好各种抢救物品和药品。

(15)做好卫生宣教，积极宣传预防呼吸系统疾病的措施。劝患者戒烟，预防感冒。减少亲属探视。

第二节　急性和慢性支气管炎

急性、慢性支气管炎是由细菌、病毒或因烟雾灰尘和有害气体的刺激所引起的常见呼吸道疾病。其临床表现：急性支气管炎初期有上感症状，以干咳为主，伴有胸闷，咳少许黏痰，随后痰量逐渐增多，呈黏液脓性。病程短，预后支气管黏膜可完全恢复正常。慢性支气管炎多在冬季和受凉后复发，其特点是长期反复咳嗽，咳黏液脓性痰，早晚加重，活动后有气短，呼吸带哮鸣音。长期咳嗽可引起支气管黏膜萎缩、肺气肿、肺源性心脏病、支气管扩张等并发症。

(1)执行呼吸系统疾病一般护理常规。

(2)有发热、吐脓痰、活动后气短时应卧床休息。热退、痰量减少和气急减轻后可轻度活动，逐渐恢复工作。老年、幼儿及体弱的患者应延长休息时间。

(3)给予营养丰富、易消化的软食，鼓励患者多饮水，每天补给液体量不应少于 3000mL。

(4)室内空气要流通，保持一定温度和湿度，避免烟雾、灰尘的刺激。注意保暖，随天气变化随时增减衣服，防止受凉。

(5)咳嗽剧烈、胸闷憋气时，给予雾化吸入，使咽喉部湿润以减轻症状。干咳时口服棕色合剂，痰多可给予远志合剂。痰液黏稠不易咳出时，应给 α-糜蛋白酶和庆大霉素、激素、超声雾化吸入湿化痰液，以利排出。声音嘶哑时应注意休息，减少交谈。

(6)急性支气管炎易于传染，应进行呼吸道隔离，避免交叉感染。

(7)有吸烟习惯者，应劝其戒烟，以利于气管炎的治疗和恢复。

(8)慢性支气管炎患者平时应加强体育锻炼，增强机体抵抗力。冬季注意保暖，防止受凉感冒，减少去公共场所的机会，避免与呼吸道感染患者接触。

第三节　支气管哮喘

支气管哮喘是由于机体对某种物质发生过敏所引起的一种变态反应性疾病。常见的过敏原有花草、皮毛、鱼虾、药物或机体感染病灶及寄生虫等，精神症状也可诱发。发作时呼吸困难，呼气延长且伴有哮喘，咳少量白色黏痰，被迫端坐位。发作持续时间不定，数分钟或数小时。不发作时无任何症状，严重发作时可超过 24h，呈哮喘持续状态。久病可合并肺气肿和肺源性心脏病。

支气管哮喘，简称哮喘，是由多种细胞(如嗜酸粒细胞、肥大细胞、T淋巴细胞、中性粒细胞、呼吸道上皮细胞等)和细胞组织参与的呼吸道慢性炎症性疾患。临床表现为反复发作性的喘息、呼气性呼吸困难、胸闷或咳嗽等症状，常在夜间和(或)清晨发作、加剧，多数患者可自行缓解或经治疗缓解。

(一)护理评估

(1)患病与治疗经过：患者的吸烟史、哮喘发作史、用药治疗情况等。

(2)评估与哮喘有关的诱发因素：患者是否接触动物皮毛、刺激性或有害气体、化学物质等致敏物质，过敏史(药物及食物)及家族史。

(3)症状和体征：患者有无哮喘发作的先兆如胸闷、喷嚏、咳嗽、流涕等症状，患者神志、呼吸困难的性质、呼吸频率、心率、呼吸音及哮鸣音，是否存在发绀及采取端坐呼吸。

(4)辅助检查：胸部 X 线检查和呼吸功能检查结果。

(5)实验室检查：血常规、痰涂片、动脉血气分析，必要时进行特异性变应原检测，缓解期进行气道反应性测定。

(6)心理社会评估：患者有无烦躁、焦虑、恐惧等心理反应，有无睡眠障碍、体力受限情况。

(二)护理措施

支气管哮喘的处理原则包括脱离过敏原、使用药物缓解和控制哮喘发作，制订长期治疗方案，教育和管理患者。

(1)保持气道通畅，维持有效呼吸：①取舒适的体位，减少体力消耗，注意保持呼吸道的畅通；②合理吸氧，监测动脉血气分析和血氧饱和度，如患者出现意识改变，$PaO_2 <$ $60mmHg$，$PaCO_2 > 50mmHg$ 时，应准备进行机械通气。

(2)药物治疗与护理：正确规范使用支气管哮喘的控制及缓解药物：①β_2 受体激动剂应按需间隔使用，注意观察有无骨骼肌震颤、低血钾、心律失常等不良反应；②茶碱类药物静脉注射或静脉滴注浓度不宜过高，速度应缓慢，并注意观察有无心律失常、血压下降、胃肠道症状、呼吸中枢兴奋等症状；③抗胆碱能类药物主要采用气雾吸入疗法，反复用药观察患者有无出现口干、头晕、头痛等，青光眼患者忌用；④糖皮质激素给药后及时用清水漱口或加用储雾罐以减少口咽部念珠菌感染的可能性。长期应用糖皮质激素注意观察有无向心性肥胖、满月脸、皮肤变薄、紫纹、低血肿、肌无力等。

(3)维持液体和电解质平衡：①记录患者每日的液体出入量，成人每日的水分摄入量应为 2500～3000mL；②监测血清中电解质的浓度；③观察有无水、电解质紊乱，如观察皮肤黏膜、血压及神经肌肉功能等。

(4)保持身体清洁舒适：①哮喘患者常会大量出汗，应每天以温水擦浴，勤换衣服和床单，保持皮肤清洁、干燥与舒适；②协助并鼓励患者咳痰后，用温水漱口，保持口腔清洁。

(5)减轻焦虑：为患者提供生理和心理支持，以减轻焦虑。

(三)健康指导

(1)识别和避免诱发因素：减少过敏原的吸入，避免剧烈运动及冷空气刺激；避免使用阿司匹林和非甾体抗炎药(NSAID)；慎用β受体阻滞剂以免诱发哮喘。

(2)预防呼吸道感染：哮喘患者应避免去公共场所；呼吸道感染时应积极、有效地治疗；避免淋雨、过度劳累、受凉等刺激。

(3)识别病情变化：告知患者哮喘的发病机制及诱因、发作先兆表现及相应的处理办法，包括自觉症状加重、自我监测症状、预防发作，出现不适情况应及时调整治疗或向医护人员寻求帮助。

(4)改善呼吸功能：教会患者缩唇呼吸和腹式呼吸。

(5)指导合理用药：告知患者药物的名称、用法、用量及注意事项。帮助患者掌握正确的药物吸入技术。如果出现支气管痉挛加重或药物不良反应加重应予以重视。

(6)饮食护理：饮食清淡、易于消化，不宜进食具有刺激性的食物和饮料，也不宜食用鱼、虾、蟹、蛋类、牛奶等易过敏食物。

(7)运动和锻炼：合理运动和锻炼是增强哮喘患者身体素质、增强肺通气功能、减少哮喘发作、巩固药物疗效和防止病情进一步发展的主要手段。

(8)疾病的健康指导：通过耐心、细致地交流，评估患者对疾病知识的了解程度，确认妨碍治疗因素。指导患者和家属认识长期防治哮喘的重要性，使患者建立战胜疾病的信心。

（四）护理评价

经过治疗和护理，评价患者是否达到：①掌握哮喘发作的诱因；②患者呼吸频率、节律平稳，无三凹征、奇脉；③正确运用排痰方法排出痰液，咳嗽咳痰程度减轻，次数减少或消失；④能描述使用吸入剂的目的、注意事项，掌握正确的使用方法；⑤焦虑减轻。

第四节　支气管扩张

支气管扩张是由慢性支气管炎或肺部炎症损害支气管壁而引起的。其临床表现是长期咳嗽，吐脓性痰。痰带臭味，放置后分三层，上层为黏沫，中层为透明液体，下层为脓液和细胞碎屑。部分患者可反复咯血、久病消瘦、乏力，常有杵状指，少数患者因气管和肺的反复感染，可并发肺气肿和肺源性心脏病。

（一）护理评估

（1）健康史：患者有无吸烟史，有无童年麻疹、百日咳或支气管肺炎等病史，有无全身性疾病、用药治疗情况、家族史、营养状况。

（2）诱发因素：患者是否吸入烟雾或刺激性气体、是否受凉或感冒等。

（3）症状和体征：患者呼吸频率、深度及呼吸困难的表现和血氧饱和度的变化，有无胸闷、烦躁不安、气急、面色苍白、口唇发绀、大汗淋漓等窒息前兆症状。下胸部、背部有固定而持久的局限性粗湿啰音等典型肺部体征，有哮鸣音，部分患者伴有杵状指。

（4）辅助检查：影像学检查，纤维支气管镜检查。

（5）实验室检查：痰标本、细菌培养和药敏试验。

（6）社会心理评估：患者的情绪及心理反应。

（二）护理措施

支气管扩张的治疗原则是保持呼吸道引流通畅，控制感染，处理咯血，必要时手术治疗。

（1）休息与活动：急性感染或病情严重的患者应卧床休息，保持室内空气流通，注意保暖。

（2）饮食护理：提供高热量、高蛋白质、高维生素饮食，避免冰冷食物诱发咳嗽，少食多餐。鼓励患者多饮水，每天 1500mL 以上，以稀释痰液利于排痰。

（3）病情观察：①观察咳嗽与体位关系，咳痰的量、颜色和黏稠度，痰液有无臭味及分层；②观察咯血的程度，患者有无胸闷、烦躁不安、气急、面色苍白、口唇发绀、大汗淋漓等窒息前兆症状，监测心率、呼吸、血压、咯血量；③观察发热及消瘦、贫血等全身症状。

（4）对症护理：①控制感染：及时留取痰标本送检，做细菌培养和药敏试验，选用有效抗菌药物；②促进排痰：指导患者行体位引流，每次 15～20min，每天 2～4 次。使用祛痰剂、支气管舒张剂，给予雾化吸入，清除气道分泌物。

（5）做好支气管碘油造影或纤维支气管镜等特殊检查前的准备及检查后护理。

（6）一般护理：①口腔护理：咯血患者应及时漱口，擦净血迹，保持口腔清洁、舒适，防止口腔异味及混合厌氧菌感染；②痰液护理：痰液倾倒在指定地方，每天清洗痰具并用消毒液浸泡。

(三)健康指导

(1)疾病知识指导：指导患者自我监测病情，患者和家属应学会识别病情变化的症状和体征。

(2)生活指导：加强营养，增加机体抗病能力。鼓励患者参加体育锻炼，建立良好的生活习惯，劳逸结合，以增强心、肺功能状态。

(3)预防呼吸道感染：积极防治百日咳、麻疹、支气管肺炎、肺结核等呼吸道感染；及时治疗上呼吸道慢性病灶(如扁桃体、鼻窦炎等)；避免受凉，预防感冒；减少刺激性气体吸入。戒烟、避免烟雾和灰尘刺激，有助于避免疾病复发，防止病情恶化。

(4)清除痰液：指导患者及其家属掌握有效咳嗽、胸部叩击、雾化吸入及体位引流的排痰方法。

(四)护理评价

经过治疗和护理，患者是否达到：①了解支气管扩张症的病因；②咳嗽、咳痰、咯血等症状减轻或消失；③能有效地排出气道分泌物；④安全、有效地用药；⑤焦虑减轻。

第五节　肺炎

肺炎是指肺部组织的急性炎症，临床常见大叶性肺炎和小叶性肺炎两种。肺炎大部分是由肺炎双球菌引起，少数由链球菌、葡萄球菌、流感杆菌和肺炎支原体引起。其临床表现大叶性肺炎多见于青壮年，发生于秋末冬初和春季，起病突然，先寒战后高热，伴有头痛、乏力、咳嗽，病侧胸痛并吐典型的铁锈色痰。部分患者有呼吸困难、鼻翼扇动和发绀。少数病例因严重感染而引起中毒性肺炎，开始高热，继而体温下降，有面色苍白、出冷汗、四肢厥冷、烦躁不安、脉细速、心音弱等表现。小叶性肺炎多见于年老体弱或继发支气管炎、流感以后，患者常有咳嗽、吐痰、不规则发热，重者有呼吸困难、口唇发绀，甚至出现呼吸循环衰竭。

(一)护理评估

(1)病史：①患者患病及治疗经过：有无上呼吸道感染史；有无 COPD、糖尿病等慢性病史；是否吸烟；是否使用抗生素、激素等；②目前病情与一般状况：日常生活是否规律，有无恶心、呕吐、腹泻等症状。

(2)身体评估：患者的神志及生命体征，有无口唇发绀、皮肤黏膜出血，有无三凹征，呼吸频率及节律是否异常等。

(3)辅助检查：胸部 X 线检查结果。

(4)实验室检查：血常规、痰涂片、血气分析的结果。

(二)护理措施

(1)休息与环境：高热患者应绝对卧床休息，保持舒适体位，减少耗氧量，缓解头痛、肌肉酸痛等症状。室内尽量保持温度 18～20℃，湿度 55%～60%。

(2)饮食：给予高热量、高蛋白质和高维生素的流食或半流食，鼓励多饮水。

(3)口腔护理：鼓励患者经常漱口，增加食欲；口腔及唇疱疹者局部涂液状石蜡或抗病毒软膏，防止继发感染。

(4)病情及药物观察：①病情观察：监测患者神志、体温、呼吸、脉搏、血压和尿量，观察热型，防重症肺炎的发生；②用药观察：使用抗生素时，观察疗效和不良反应。

(5)保持呼吸道通畅：观察痰液颜色、性质、气味和量，及时清除呼吸道分泌物。

(6)并发症的观察：发现患者神志模糊、烦躁、发绀、四肢厥冷、心动过速、尿量减少、血压降低等休克征象，应立即通知医师，准备药物，配合抢救。

(三)健康指导

(1)避免受凉、淋雨、吸烟、酗酒，防止过度疲劳。皮肤出现痈、疖、伤口感染、毛囊炎、蜂窝组织炎时应及时治疗，尤其是免疫功能低下者(如糖尿病、血液病、艾滋病、肝病、营养不良、儿童等)和慢性支气管炎、支气管扩张者。

(2)慢性病、长期卧床、年老体弱者，应该经常改变体位，帮助其翻身、拍背，以便痰液能及时排出，有感染征象时及时治疗。

(3)注意休息、劳逸结合，提供足够营养物质。加强体育锻炼、防止感冒、增强体质。

(4)指导患者遵医嘱按时服药：告知患者药物的名称、用法、用量及使用时的注意事项，不能自行停药或减量，定期随访。

(四)护理评价

经过治疗和护理，评价患者是否达到：①了解肺炎发生的病因；②炎症得到有效控制；③有效地排出气道分泌物；④安全、有效地用药；⑤未出现并发症。

第六节 肺化脓症

(1)执行呼吸系统疾病一般护理常规。

(2)患者大量咳痰和咯血时应绝对卧床休息。室内空气要流通，保持一定温度及湿度，避免灰尘和烟雾刺激，减少与呼吸道感染患者接触，防止交叉感染。

(3)鼓励患者进富于营养的饮食。注意调节口味，以增进食欲，补充因长期咳嗽、咯血和发热对身体的消耗。

(4)观察痰的颜色，注意有无咯血，并记录痰量。

(5)留痰作细菌培养和药物敏感试验，选择有效抗生素治疗。

(6)注意口腔卫生。饭前、饭后、睡前用朵贝尔液、呋喃西林液、氯己定液漱口，保持口腔清洁，去除口臭，增加食欲。

(7)如痰液黏稠不易咳出，可口服5%～10%碘化钾5～10mL，3次/d，并给予雾化吸入，稀释痰液，以利于排出。

(8)体位引流可使痰液排出。了解病变部位，按支气管的解剖位置采取适当体位进行引流：①脓肿位于中叶者取仰卧位，将床尾抬高50cm；②脓肿位于后叶者取俯卧位，将床尾抬高50cm；③脓肿位于下叶其他部位者取仰卧位，将床尾抬高50cm。

(9)痰臭影响进食者，给予氧气吸入。

(10)重症患者需做好皮肤和生活护理。

(11)需行胸腔穿刺抽脓时，备好闭式引流装置。术后保持引流通畅，并观察每日痰量。

第七节　肺结核

肺结核是结核杆菌侵入肺组织引起的慢性传染病，经飞沫和尘埃传播。临床表现为全身不适、疲乏无力、食欲不振、咳嗽、咯血、胸痛、体重减轻，午后或晚上有低度或中度的发热，面部潮红、心慌气短、盗汗、失眠，重症有呼吸困难、声音嘶哑等症状。

(一)一般护理

(1)病情观察：监测生命体征，注意热型变化及呼吸状态，包括呼吸深度、频率和呼吸类型，必要时进行动脉血气监测。

(2)营养支持与维持水、电解质平衡：应供给高热量、高蛋白、高维生素饮食，如鸡蛋、牛奶、豆制品、蔬菜等，以保证每日营养的摄入，必要时鼻饲。保持体内水、电解质平衡，一旦出现水、电解质紊乱，应予以补充、纠正。做好皮肤护理、预防感染。

(二)对症护理

(1)发热：体温高于38.5℃者，应多休息，多饮水，并给予物理降温，必要时给予小剂量解热镇痛药。重症患者可遵照医嘱进行强效抗结核药物治疗，并按高热护理。

(2)盗汗：及时擦干以免着凉，给予更换衣服、被单，温水擦浴，使患者感觉舒适。

(3)咳嗽：指导患者进行有效咳嗽，适当给予止咳祛痰药如棕色合剂、盐酸溴环己胺醇(沐舒坦)等，必要时辅以雾化吸入，湿化气道，稀释痰液。

(4)胸痛：患侧卧位，必要时给予止痛药以减轻疼痛。渗出性胸膜炎积液较多时，应及早抽液，以减轻压迫症状。

(5)咯血：对小量咯血患者，嘱其保持镇静，禁用吗啡以免抑制呼吸、使血块不能咯出而发生窒息。咯血较多时，在给予止血药物治疗的同时，消除患者的恐惧心理，指导患者轻轻将气道内存留的积血咯出。取患侧卧位，以免波及健侧肺。大咯血时注意保持呼吸道通畅，准备好抢救用品，如吸引器、吸痰管、开口器、气管切开包等。若有窒息征象，患者突然出现胸闷、烦躁、呼吸困难或咯血不畅时，积极配合医师，尽快抠出或吸出口、鼻、咽、喉部的血块，必要时做气管摘管或气管切开，以解除呼吸道阻塞。

(三)使用抗结核药物的护理

(1)加强医患间的交流，让患者了解抗结核药物治疗的原则及用药的重要性，熟悉抗结核药物剂量、不良反应，消除药物不良反应带来的恐惧不安因素，密切观察药物不良反应，及时处理。帮助并保证患者坚持规律服药，完成规定疗程。

(2)了解正在实施的化疗方案。患者要知道治疗药物品种，使用方法、剂量及全程治疗时间等，严格执行治疗方案，不得因症状改善而随意中断治疗或减少药物品种、剂量等。如发生难以耐受的不良反应，应请医师调整治疗方案，不得随意自行调换药物。

(3)了解所用药物的不良反应。一般抗结核药物除对肝脏有损害外，每种药物都有它特殊的不良反应。例如，利福平可能出现橙色尿或过敏反应，严重的可能还会出现畏寒、寒战、呼吸困难、头晕、发热等"流感样综合征"；异烟肼会出现周围神经炎；乙胺丁醇会出现视神经损害、视力障碍；吡嗪酰胺有胃部不适，关节疼痛的反应；链霉素则会出现口唇麻木、耳鸣、耳聋等现象。在用药过程中除定期检查肝功外，如发现异常反应，要及时报告医师、护士。

(四)心理支持

适当休息了解患者的心理动态,给予心理安慰。组织患者进行适当的活动,有条件时,提供一些娱乐活动,转移患者注意力。对症状明显者应嘱其卧床休息,帮助患者尽快适应环境,消除孤独感。

(五)预防感染

排菌患者可将结核病传染给密切接触者。控制传染源是预防传染的最主要措施,与家庭成员一起督导患者按医嘱服用抗结核药物,起到化学隔离作用。教会患者在咳嗽或打喷嚏时应用2层餐巾纸掩住口鼻,以防飞沫传染,如离开病房,必须戴口罩。所用日用品如餐具、痰杯均应正确处理和消毒,室内保持良好通气或用紫外线消毒;痰液咳入带盖的痰杯内,用火焚烧或加消毒液浸泡1h灭菌;被褥、书籍可直接在阳光下曝晒数小时灭菌。痰涂片阳性者须住院治疗,并进行呼吸道隔离。督导密切接触者去医院行相关检查和治疗,必要时化学预防。

第八节　支气管肺癌

支气管肺癌亦称肺癌,起源于支气管黏膜,是肺部最常见的原发性恶性肿瘤。近几十年来,肺癌的发病率逐年上升。肺癌的病因至今未明,一般认为与物理化学致癌因素、大气污染、吸烟、慢性呼吸道疾病有关。肺癌可发生在支气管黏膜的任何部位。生长在段支气管及其分支以下,位于肺的边沿者,称周围型;生长在总支气管或叶支气管,位于肺门附近的,属中心型;生长在气管或支气管分叉的癌少见。主要临床症状有咳嗽、咯血、胸痛、气急、发热等。

(1)执行呼吸系统疾病一般护理常规。

(2)晚期患者需卧床休息。呼吸困难取半卧位。

(3)给高蛋白、高热量、多维生素、易消化饮食,鼓励患者多进食,增强抗病能力。

(4)观察咳嗽是否有进行性加重和以高音调金属音为特征的阻塞性咳嗽。

(5)做好精神护理,鼓励患者正确对待疾病,树立战胜疾病的信心。随时了解患者的思想情况,严格交接班,以防发生意外。

(6)患者咯血时执行咯血护理常规。

(7)做纤维支气管镜窥视和活组织检查、胸腔穿刺放液和胸水离心沉淀脱落细胞检查时,护士应做好术前准备和术中配合。标本及时送检。

(8)痰液脱落细胞检查时,痰液标本必须新鲜并及时送检,否则细胞溶解,不易辨认,影响检出率。

(9)进行放疗或化疗时,应注意放射线和化学药物的反应。如出现乏力、食欲减退、恶心、呕吐、白细胞减少等,应对症处理。应了解化学药物的用量、方法和药理作用,遵照医嘱准确给药。

(10)晚期患者发生胸痛时,以精神鼓励为主,劝告患者少用麻醉止痛药,以免成瘾。

(11)保持床铺干燥,注意皮肤护理,预防压疮发生。

(12)如有呼吸困难发绀者,及时给予氧气吸入。

第九节　胸膜炎

胸膜炎为胸膜的壁层和脏层之间的炎症，分为干性胸膜炎和渗出性胸膜炎两种。以结核性为最多见，也可由风湿、细菌感染、转移性癌肿引起。干性胸膜炎初起仅有轻度不适、微热等症状，以后骤感胸部刺痛，深吸气和咳嗽时加重，患者常因胸痛而致气短。渗出性胸膜炎为干性胸膜炎发展而来，除有干性胸膜炎的症状外，胸腔积液形成后胸痛可消失。有大量积液时，可有呼吸困难及全身中毒症状。

(1)执行呼吸系统疾病一般护理常规。

(2)急性期应卧床休息。湿性胸膜炎卧向健侧，并加强患侧呼吸锻炼，以减少肺功能受损。干性胸膜炎应卧向患侧，以减少病变部位胸膜的活动，减轻疼痛。

(3)给予高蛋白、高维生素、高热量饮食，鼓励患者多饮水。

(4)胸痛时可局部热敷，或深呼气时用宽胶布环绕患侧的前后胸粘贴固定，减少胸壁活动，减轻疼痛。

(5)因大量胸腔积液致呼吸困难或发绀时，给予氧气吸入和舒适的半卧位，并协助医师抽出胸水，以减轻压迫症状。在抽水过程中严密观察患者面色、呼吸、脉搏变化。初次抽胸水过多，可引起纵隔移位而发生循环衰竭。

(6)咳嗽剧烈时可用镇咳剂，如口服磷酸可待因0.03g。

(7)应用抗痨药物治疗时，观察药物反应。

(8)胸膜炎合并肺结核者，可行肺结核护理常规。

第十节　呼吸衰竭

呼吸衰竭是指呼吸功能严重阻碍，以致在静息呼吸时不能进行有效的气体交换，以及维持正常的动脉血氧分压和二氧化碳分压，出现一系列病理生理改变和临床表现。引起呼吸衰竭的主要原因为支气管肺疾病，其次有神经肌肉疾病、胸廓病变以及其他，如心源性肺水肿和成人呼吸窘迫综合征等。临床主要表现呼吸困难、发绀、精神神经症状、周围循环衰竭、消化道出血，弥散性血管内凝血等。

(一)护理评估

(1)健康史：患者有无肺结核、肺水肿、肺栓塞、脑血管疾病等病史。

(2)诱发因素：患者是否接触动物皮毛、刺激性或有害气体、化学物质等致敏物质。

(3)症状和体征：患者有无呼吸困难、发绀、精神神经症状、循环系统、消化和泌尿系统等多脏器功能紊乱等症状。患者的血压、心率和心律，呼吸频率、节律和深度，使用呼吸机辅助呼吸的情况，呼吸困难的程度等。

(4)辅助检查：胸部X线检查和胸部CT等影像学检查结果。

(5)实验室检查：尿常规、血电解质浓度、肝肾功能、动脉血气及痰细菌培养结果。

(6)社会心理评估：患者的情绪及心理反应。

(二)护理措施

呼吸衰竭处理的原则是保持呼吸道通畅，迅速纠正缺氧，改善CO_2潴留、酸碱失衡和代谢紊乱，防治多器官功能受损，积极治疗原发病，消除诱因，预防和治疗并发症。

(1)休息与活动：急性呼吸衰竭患者应绝对卧床休息，如为慢性呼吸衰竭代偿期可适当下床活动。

(2)饮食护理：给予营养丰富、易消化饮食，不能进食者应给予鼻饲流质饮食。

(3)病情观察：①监测生命体征，特别是血压、心率和心律，评估患者的呼吸频率、节律和深度；②观察患者咳嗽及咳痰的颜色、性状、量、气味等变化；③观察缺氧及二氧化碳潴留的症状和体征，如有无发绀、球结膜水肿，肺部有无异常呼吸音等情况；④观察患者神志、瞳孔及神经精神症状，有无肺性脑病和 DIC 等表现，如有异常应及时通知医生处理；⑤监测患者的尿常规、血电解质浓度、肝肾功能、动脉血气及痰细菌培养的变化。

(4)氧疗：原则是 Ⅱ 型呼吸衰竭应给予低浓度($<35\%$)持续吸氧；Ⅰ 型呼吸衰竭应给予较高浓度($>35\%$)吸氧。

(5)气道护理：①保持呼吸道通畅，鼓励患者正确排痰；②取舒适体位加强呼吸肌功能锻炼，如腹式呼吸法、缩唇呼气法等，改善呼吸功能。

(6)机械通气护理：①告知患者使用呼吸机的意义及配合事项，做好气管插管或气管切开的准备；②根据医嘱调节呼吸机的呼吸模式、参数、给氧浓度和湿化罐水温等；③密切监测患者生命体征变化、神志、皮肤黏膜及周围循环状况，有无腹部胀气及肠鸣音；痰液的颜色、性状、量、黏稠度等；④加强气道湿化，湿化液总量每天 $300\sim500mL$，使痰液能顺利咳出或吸引出，吸痰时严格无菌操作；⑤妥善固定气管插管或气管切开套管，气囊压力不宜超过 $2.0kPa$($15mmHg$)；⑥气管切开护理：按要求更换气管切开敷料，气管内套管应定时清洁消毒；⑦根据病情酌情、有序地撤机，并监测病情有无反复及加重情况。

(7)药物护理：①正确使用支气管舒张剂，严密观察药物疗效及不良反应，氨茶碱静脉注射时速度不宜过快，浓度不宜过高；②使用呼吸兴奋剂时应保持呼吸道通畅，适当提高吸入氧浓度，静脉滴注时速度不宜过快，如出现恶心、呕吐、烦躁、面色潮红、皮肤瘙痒等症状，需立即通知医生处理；③长期使用广谱抗菌药物和糖皮质激素时，应注意观察有无继发真菌感染；④禁用对呼吸中枢有抑制作用的药物如吗啡；慎用镇静剂，以免引起呼吸抑制。

(8)心理护理：安慰开导患者，给予心理支持，缓解焦虑和心理压力，并取得家属的配合。

(9)一般护理：①口腔护理：观察患者口腔黏膜及舌苔变化，如有异常及时送涂片检查；②皮肤护理：长期卧床患者，定时翻身，防止压疮发生，加强肢体功能锻炼；③留置尿管护理：尿道口擦洗每天 $1\sim2$ 次，加强膀胱功能锻炼。

(三)健康指导

(1)疾病知识指导：向患者及家属讲解疾病发生、发展和转归。

(2)呼吸功能锻炼的指导：教会患者缩唇呼吸、腹式呼吸、体位引流、拍背等方法，提高患者的自我护理能力。

(3)用药指导：告知患者药物的药名、用法、用量及注意事项。

(4)活动与休息：教会患者避免氧耗量较大的活动如跑步、爬高楼等，活动注意休息。

(5)增强体质、避免诱因：①指导合理膳食，加强营养；②避免吸入刺激性气体，戒烟；③避免劳累、情绪激动等不良因素刺激；④避免去人群密集的场所，避免与呼吸道感染者接触，减少感染的机会。

(6)呼吸衰竭的征象及处理：若有气急、发绀加重等变化，应尽早就医。

(四)护理评价

经过治疗和护理，患者是否达到：①了解呼吸衰竭发作的原因；②呼吸困难、发绀等症状减轻或消失；③有效地排出气道分泌物，缺氧、二氧化碳潴留、酸碱失衡和代谢紊乱等得以纠正；④安全、有效地用药；⑤焦虑减轻，感觉平静。

第十章　消化系统疾病护理

第一节　消化系统疾病一般护理

(1)执行内科疾病一般护理。

(2)根据患者病情的轻重程度安置病室。重症患者应安置在重症监护室或抢救室，慢性疾病或轻患者可安置在大房间。

(3)指导患者安排合理的生活制度。急性发作期患者应注意卧床休息，恢复期应酌情适当活动，增强体质。

(4)加强心理护理，指导患者树立战胜疾病的信心，防止情绪波动。劝告患者戒除烟、酒及浓茶的嗜好。

(5)加强饮食护理，护士应熟悉各种疾病的治疗膳食，根据不同病种进行饮食护理。指导患者合理进食，定时、定量，结合本人习惯少食或忌食生冷、刺激性、油腻性食物，以免因饮食不当而加重病情或导致并发症的发生。

(6)主要症状的观察及护理：①应观察腹胀腹痛部位、程度、性质、时间与饮食的关系和并发症的症状。诊断不明的急腹症患者禁用哌替啶、吗啡类止痛剂和灌肠。注意生命体征的变化；②恶心、呕吐患者应及时观察记录呕吐时的表现，呕吐次数，呕吐物的性质、气味、颜色、数量；呕吐与饮食的关系及有无隔宿食物。及时清理呕吐物，慎防呕吐物吸入呼吸道；③对腹泻患者，观察并记录排便的次数，粪便的形状、性质、颜色、气味、数量及临床症状，如腹痛、里急后重、脱水等必要时留取标本送检；④应鉴别便秘的性质，并针对病因进行处理；⑤严密观察记录呕血便血的速度、量、颜色及生命体征的变化。1周内不宜做钡餐检查；⑥对危重患者如肝性脑病、上消化道大出血等应制订护理计划，设专人护理，及时准确填写特别记录单；⑦凡呕吐、腹痛、腹泻、呕血、便血者，应及时报告值班医师。

第二节　急性胃炎

临床上一般将急性胃炎分为单纯性胃炎、腐蚀性胃炎、感染性胃炎、化脓性胃炎和出血糜烂性胃炎，以急性单纯性胃炎为常见，多由化学和物理刺激、细菌或细菌毒素等引起。

(1)执行消化系统疾病一般护理常规。

(2)轻者卧床1～2d，严重者应绝对卧床休息，以免引起晕厥和休克。

(3)轻者可进流质饮食，如米汁、藕粉、牛奶等，禁油腻。重者有剧烈呕吐或失水性酸中毒时应暂禁食，可由静脉补液。强酸中毒性胃炎需饮蛋白水及牛奶，强碱中毒引起者可饮橘汁和柠檬汁，以起到中和作用。应少食多餐。

(4)对重症急性胃炎，应严密观察血压、脉搏、心率、呼吸、尿量和皮肤颜色，以及有无脱水、酸中毒及休克表现。

(5)对症护理：①呕吐：呕吐后应及时清除呕吐物，并给予清水漱口。观察记录呕吐物的颜色、性质、量。必要时留取标本送检；②腹痛：严密观察腹痛的性质，必要时可用热水袋局部热敷，或遵医嘱给颠茄合剂口服；③脱水：严重患者可出现两眼凹陷、口干舌燥、皮肤弹性差、尿量减少等脱水征，应多饮水和淡盐水或口服补液盐。严格记录出入量。每日入液量为 3000～4000mL。24h 尿量应为 1000mL 以上。重症患者给予静脉输液，并遵守先盐后糖、先快后慢、见尿补钾的原则。

(6)急性腐蚀性胃炎患者，禁忌洗胃，以防穿孔。

(7)加强饮食卫生的宣传和指导。

第三节　消化性溃疡

消化性溃疡常是单个的慢性溃疡，见于胃肠道与胃酸接触的部位。病因有多种，不同的患者病因可不同。溃疡的形成和发展与胃液中的胃酸和胃蛋白酶的消化作用有关。溃疡部位可发生在胃、十二指肠，也可发生在食管下段、胃空肠吻合术后的空肠等处。

(一)护理评估

(1)健康史：患者吸烟、酗酒史、病程时间、有无服用非甾体抗炎药、遗传及家族史。

(2)症状和体征：患者腹痛的部位、性质、持续时间及规律。

(3)实验室和其他检查：胃镜、X 线钡餐、幽门螺旋杆菌检测检查结果。

(4)社会心理评估：患者的情绪及精神因素。

(二)护理措施

(1)休息与体位：卧床休息，合并有上消化道大出血、穿孔时应绝对卧床休息。

(2)饮食护理：有消化道出血、消化道梗阻、穿孔等严重并发症时应禁食、禁水；溃疡活动期可进食少量清淡易消化食物；戒烟、戒酒。

(3)药物治疗与护理：①H_2 受体拮抗剂：药物应在餐中或餐后即刻服用，用药期间注意监测肝肾功能和血常规，发现不良反应后应及时通知医生；②质子泵抑制剂：可有头晕，初次应用时应减少活动；③解痉药应餐前 1h 服用；④抗酸药应饭后 2h 或睡前嚼服。抗酸药与奶制品要避免同时服用；⑤胃黏膜保护剂：枸橼酸铋钾不能长期服用，米索前列醇常见不良反应是腹泻，也可引起子宫收缩，故孕妇禁服。

(4)疼痛的护理：评估患者疼痛的特点、程度及缓解方式。

(5)病情的观察与护理：①密切观察生命体征的变化，当血容量明显不足时，应遵医嘱给予补液与输血治疗；②若上腹剧痛，腹肌强直伴反跳痛提示穿孔，应做好手术前准备；③若患者餐后上腹饱胀、呕吐大量发酵酸性宿食，提示幽门梗阻。症状较轻的患者可进少许流食，重症患者应禁食，行胃肠减压；④若上腹疼痛失去规律，且粪便隐血持续阳性，进行性消瘦、贫血，提示有癌变可能。

(6)心理护理：①病室的环境保持舒适、安静；②为患者提供生理和心理支持；允许家属陪伴，给予心理支持以减轻焦虑；③合并消化道出血时，护士要保持镇静，给患者安全感，并给予必要的解释。

(三)健康指导

(1)识别和避免诱发因素：禁用或慎用非甾体抗炎药；戒烟、戒酒；坚持良好的生活作息规律。

(2)饮食护理：指导患者饮食规律，选择清淡易消化、营养丰富的食物，食物勿过热、过冷，不宜进食具有刺激性的食物和饮料。

(3)识别病情变化：告知患者发生并发症时的先兆表现及相应的处理办法，自觉症状加重时及时向医护人员寻求帮助。

(4)指导合理用药：告知患者药物的药名、用法、作用及使用时的注意事项。禁用或慎用非甾体抗炎药。

(5)定期复查：对于长期慢性 GU 病史，年龄在 45 岁以上、溃疡顽固不愈，易发生癌变者应提高警惕，在积极治疗后复查胃镜，直到溃疡完全愈合；必要时定期随访复查。

(四)护理评价

经过治疗和护理，评价患者是否达到：①了解消化性溃疡的病因；②掌握发生并发症时的症状并及时寻求医务人员帮助；③有效地缓解疼痛；④安全、有效地用药。

第四节　胃癌

胃癌是人体最常见的恶性肿瘤之一，居消化道肿瘤第一位。任何年龄均可发生，但大多数发生于中年以后，以 50～60 岁最多，男性多于女性。原因未明，目前认为发病与环境因素、饮食因素、低酸性慢性胃炎、胃息肉有关，或胃溃疡恶性病变而致。半数以上发生于胃窦部，其次在胃小弯、贲门部，胃大弯及胃底者较少。

(1)执行消化系统疾病一般护理常规。

(2)早期注意适当休息，晚期体力衰竭时应卧床休息。

(3)进高热量、高蛋白、高维生素、易消化的食物，少量多餐。梗阻和吞咽困难时，应给予高热量流质饮食。大量呕血、幽门梗阻时，应暂禁饮食，由静脉补充营养。

(4)加强心理护理，鼓励患者树立战胜疾病的信心，劝患者不要悲观失望，以免影响治疗和休息。

(5)观察病情变化：①注意观察腹痛部位、性质及持续时间等，给予热敷或遵医嘱给予镇静止痛剂；②幽门梗阻伴呕吐时，注意观察呕吐的时间、次数，呕吐物的量、颜色、性质等。必要时给予胃肠减压；③大呕血时，严密观察呕血颜色、量，大便次数、颜色，以及生命体征的变化，做好记录，按上消化道出血护理常规处理。

(6)加强卫生宣教，尽量做到早发现、早诊断、早治疗。如病情允许，争取手术治疗，力求根治。

第五节　肝硬化

肝硬化是一种常见的慢性进行性肝病，是由一种或多种病因长期持续或反复作用而致的弥漫性肝脏损害。基本病理变化为肝细胞变性、坏死、再生和再生结节形成，并伴有结缔组织增生和纤维隔形成，最终导致肝小叶结构破坏和假小叶形成，肝脏逐渐变形变硬。

(一)护理评估

(1)健康史：患者有无慢性肝病病史，饮食习惯，长期服药史等。

(2)症状和体征：面色灰暗(肝病面容)；消化道症状；出血倾向和贫血；内分泌失调；脾大；侧支循环的建立与开放；腹腔积液等。

(3)并发症：上消化道出血、感染、肝性脑病、原发性肝癌、肝肾综合征、电解质和酸碱平衡紊乱、肝肺综合征、门脉血栓形成。

(4)辅助检查：影像检查、消化内镜检查、肝脏穿刺活组织检查。

(5)实验室检查：血常规、尿常规、生化检查、病原学检查、腹腔积液检查。

(6)社会心理评估：患者的情绪及心理反应。

(二)护理措施

(1)休息与体位：失代偿期卧床休息；明显腹腔积液时取半卧位或坐位；阴囊水肿者用托带托起阴囊。

(2)药物治疗的护理：①使用利尿剂时每日测量体重、腹围和记录尿量；②给予β受体阻滞剂，用药期间不能突然停药，应逐步减量。如心率＜50次/min应及时联系医生处理。

(3)饮食护理：肝硬化患者的饮食原则是高热量、高蛋白、富含维生素、适量脂肪、易消化食物：①血氨偏高者限制或禁止蛋白质饮食；②腹腔积液者应低盐或无盐饮食，进水量限制在1000mL/d左右；③食用新鲜蔬菜和水果；④适量摄入脂肪；⑤食管、胃底静脉曲张者要避免粗糙、过硬的食物，进餐应细嚼慢咽；药物片剂研碎后服用。

(4)病情观察：观察腹腔积液和水肿的消长情况，粪的颜色、性状，监测血清电解质和酸碱变化，注意观察患者的精神、行为、言语变化。

(5)腹腔穿刺放腹水的处理：术前向患者说明穿刺的目的及注意事项，测量腹围及体重，嘱患者排空膀胱。在穿刺过程中应密切注意生命体征。记录抽出的积液量、性质和颜色，标本及时送检。术后患者平卧休息，测量腹围，观察有无不良反应。

(三)健康指导

(1)疾病知识的指导：教会患者及家属识别并发症，避免诱因，发现异常及时复诊。

(2)生活指导：合理休息与活动，避免劳累，失代偿期卧床休息。

(3)饮食指导：合理的饮食，戒除烟、酒。

(4)用药指导：遵医嘱用药。

(四)护理评价

经过治疗和护理，评价患者是否达到：①营养状况改善；②腹腔积液、水肿减轻；③生活自理能力增加；④皮肤完好。

第六节　上消化道出血

上消化道出血是指屈氏韧带以上的食管、胃、十二指肠，胃空肠吻合术后的上段空肠及胰、胆病变出血。许多全身性与局部性的病变均可引起上消化道出血，是临床常见急症之一。急性大量出血可威胁患者的生命。

(一)护理评估

(1)健康史：了解患者疾病史、服药史、手术史等。

(2)症状和体征：呕血与黑粪；失血性周围循环衰竭；发热；氮质血症等。

(3)辅助检查：血常规、肝肾功能、粪便隐血等；消化内镜检查；X线钡餐检查；选择性动脉造影。

(4)社会心理评估：患者的心理反应、家庭经济状况等。

(二)护理措施

(1)一般急救措施：患者绝对卧床休息，头偏向一侧，床旁备吸引器，必要时吸氧。

(2)积极补充血容量：保持2条及以上的静脉通路，遵医嘱备血、输血。

(3)病情观察及护理：监测生命体征、意识及尿量，观察呕血及便血的量、颜色、性质和出血时间，及时留取标本送检。

(4)药物止血的护理：①口服或胃内灌注止血药；②降低门脉力的药物：血管加压素、生长抑素及其衍生物。遵医嘱用药，注意观察药物的疗效及不良反应。

(5)做好三腔二囊管压迫止血术的护理。

(6)内镜下止血护理：术后指导患者卧床休息3～7d，遵医嘱并根据病情合理进食。

(7)饮食护理：急性大出血时应禁食；少量出血无呕血时，给予温凉、清淡的流食；出血停止后改为半流质饮食，逐步改为正常饮食，避免生硬及刺激性食物。

(三)健康指导

(1)疾病知识指导：介绍上消化道出血的病因、诱因、预防及护理知识，遵医嘱用药，学会识别早期出血征象，及时就医。

(2)健康生活指导：避免暴饮暴食，禁食粗糙、刺激性的食物，生活有规律，保持良好的心情。

(四)护理评价

经过治疗和护理，评价患者是否达到：①出血停止，生命体征稳定；②三腔二囊管压迫和内镜直视下止血无并发症发生；③患者及家属掌握上消化道出血的病因、预防及护理知识。

第七节　肝性脑病

肝性脑病是严重肝病引起的以意识改变和昏迷为主的一系列中枢神经系统功能失调，也称为肝性昏迷。肝性脑病常是肝衰竭的终末表现。

(一)护理评估

(1)健康史：患者是否有上消化道出血、大量排钾利尿、放腹腔积液、高蛋白质饮食。是否使用镇静药、麻醉药、含氮药物、抗结核药物等。是否有感染、便秘、腹泻、外科手术、尿毒症、分娩等。是否有精神病史。

(2)症状和体征：观察患者的生命体征、意识状态，有无睡眠障碍、行为异常。定向力、计算力异常等情况。

(3)辅助检查：血常规、电解质、血氨等检查结果。

(4)社会心理评估：患者的情绪及心理反应。

(二)护理措施

(1)饮食护理：①急性期禁蛋白质饮食，予以高热量、富含维生素的饮食；②清醒后从少量蛋白质开始进食，以植物蛋白质为主；③减少脂肪摄入；④腹水者限制水摄入，有肝硬化食管胃底静脉曲张者应避免刺激性、粗糙食物；⑤摄入丰富维生素，不宜用维生素 B_6。

(2)避免诱因：①慎用镇静药；②纠正水、电解质和酸碱平衡紊乱；③清除肠道积血和止血；④其他：预防感染、纠正缺氧、纠正低血糖等。

(3)肝性脑病患者灌肠注意事项：灌肠液以弱酸性液体为最佳，禁止使用肥皂水灌肠。

(4)肝性脑病患者安全护理：①患者躁动时，应加用床挡，必要时可应用约束带；②昏迷时保持呼吸道的通畅，吸氧；留置导尿时准确记录尿液的颜色及量；③防止患者意外拔管、自伤或伤害他人；④加强皮肤护理，预防压疮。

(三)健康指导

(1)疾病知识的指导：介绍导致肝性脑病的各种诱发因素及避免方法。

(2)生活指导：嘱患者保持排便通畅；注意保暖，防止感冒，预防感染；不能从事重体力劳动或长时间的活动，发病时应卧床休息，专人陪护，保证安全。

(3)用药指导：指导患者遵医嘱服药，了解药物的不良反应。

(4)定期复查：指导家属学会观察患者的性格、行为、睡眠等方面的改变，发现异常时应及时就诊。

(四)护理评价

经过治疗和护理，评价患者是否达到：①学会避免疾病的诱因；②发病时及时就诊并保证安全；③安全用药。

第八节　胆囊炎

胆囊炎系由细菌感染、高度浓缩的胆汁或反流入胆囊的胰液等化学刺激而引起的胆囊炎性疾病。

(1)执行消化系统疾病一般护理常规。

(2)急性发作期卧床休息。

(3)急性发作期应暂禁饮食。发作后给予高糖、低脂肪易消化的饮食。避免饱食。

(4)胆囊急性感染者可有高热，应执行高热护理常规。

(5)右上腹胆绞痛发作时，局部可放置热水袋或针灸止痛。密切观察有无胆囊穿孔症状，配合医师及时处理。

(6)胆囊管或胆总管梗阻时，可出现黄疸，应观察黄疸的动态变化，并做好皮肤护理。

(7)急性发作期严密观察体温、脉搏、呼吸、血压的变化，如出现体温不升、脉搏增快、血压下降等中毒性休克症状，应配合医师紧急处理。

第九节　溃疡性结肠炎

溃疡性结肠炎又称慢性非特异性溃疡性结肠炎，是一种原因不明的慢性结肠炎，其主要特征为结肠黏膜溃疡。病变多位于乙状结肠和直肠，亦可侵犯全部结肠。临床以腹痛、腹泻、脓血便、里急后重和发热为主要表现。本病可发生于任何年龄，但以中青年多见。

（一）一般治疗与护理

（1）休息：急性发作期和重症患者应绝对卧床休息，其他一般病例也应休息，注意劳逸结合。

（2）饮食：急性发作期应禁食或进流食，也可用全胃肠外营养治疗，以使肠道获得充分休息。一般患者给予易消化、软质、少纤维素，富于营养的饮食。

（3）精神护理：由于本病是一慢性过程，患者往往精神紧张，易出现焦虑、抑郁，因此护士对患者的病情应有全面的了解，同情与理解患者的疾苦，鼓励患者说出内心的压抑，帮助患者消除顾虑，减轻其心理负担。另外，注意保持病室清洁、安静、舒适，使患者身心愉快。

（二）对症治疗与护理

（1）腹痛：观察腹痛部位、性质、时间，注意腹部体征的变化，以便及早发现中毒性巨结肠症及肠穿孔等并发症的发生。

（2）腹泻：腹泻是本病的主要症状，护士要认真记录大便的次数与性质。血便量多时，应与医生联系，予以对症处理，并密切观察生命体征的变化。准确记录出入量，防止发生水与电解质紊乱。腹泻频繁及长期卧床营养不良者，要特别注意臀部及肛门的护理，每次大便后用软纸擦净肛门并用温水洗净，局部涂油保护。认真留取粪便标本并定期做好粪便的各种检查，因为它是病情变化的一个重要指标。

（3）支持疗法：由于重症或慢性反复发作的患者，常有贫血、失水、营养不良等，应注意改善其全身情况，输血、补液以纠正贫血及低蛋白血症。

（三）药物治疗与护理

（1）磺胺类：首选水杨酸偶氮磺胺吡啶（SASP），口服后在胃肠道不吸收而在肠内分解为5-氨基水杨酸（5-ASA），起到消炎作用。多用于轻型及中型患者。发作期每日4～6g，分4次口服，病情缓解后，每日2g，疗程一年。其副作用有恶心、呕吐、皮疹、白细胞减少等。用药期间注意定期查血象，一旦出现毒副反应，立即报告医生。近年可用新型5-ASA治疗，以减少磺胺的副作用。

（2）抗菌素：对有继发感染者，可用青霉素、庆大霉素、氨苄青霉素等。

（3）激素类药物：此类药物能抑制炎症和免疫反应，缓解毒性症状，一般用于急性发作期或暴发型病例，有效率可达90%。重症患者一般用琥珀酸氢化可的松200～300mg静脉点滴，以后根据病情变化减量或合用口服制剂。口服可用泼尼松40～60mg，每日1次，一般于上午8点一次口服，也可分为每日3次服。病情控制后逐渐减量到每日10～15mg，根据病情维持一段时间后逐步停药。激素治疗要按医嘱进行，不能随意加减或停药，同时要督促患者按时服药，防止患者因种种原因自己漏服或停服药。由于患者使用激素治疗后，机体抵抗力下降，有潜在的感染可能，因此要做好预防感染的工作。保持病室的洁净，尽量减少探视，预防上呼吸道感染，避免着凉，严密观察有无感染病灶，一经发现要立即报告医生妥善处理。同时也要注意防止长期使用皮质激素可能会引起高血压、糖尿病、骨质疏松等其他并发症。

（4）灌肠治疗：病变主要局限在直肠或左侧结肠者，可考虑用琥珀酸氢化可的松100mg加入温盐水100mL，每晚1次，保留灌肠，并可根据情况加用锡类药、黄连素、云南白药等。

灌肠前嘱患者先排便，灌肠时患者取左侧卧位，选择肛管要细，药液温度控制在 37℃ 左右，防止温度过高、过低刺激肠道，肛管插入要深，压力要低，有时需慢慢滴入，液量一般不超过 200mL，以使灌入药液能保留较长时间，保留的时间越长越好，有利于肠黏膜的充分吸收。近年来使用 5-氨基水杨酸栓剂塞于肛门内，也有较好疗效。

(四)外科治疗

多数患者经上述治疗后病情可获得好转，只有少数严重发作、病变范围广泛和并发中毒性巨结肠、肠穿孔、急性腹膜炎等情况时，需要行外科手术治疗。

第十节　胰腺炎

胰腺炎分急性、慢性两种。急性胰腺炎是由于胰酶消化胰腺本身组织引起的急性炎症。多发生于胆总管和胰管会合的壶腹部梗阻、胰管梗阻和饮食不当，如酗酒、暴食等。慢性胰腺炎是胰腺持续的炎症病变，其特点是胰腺组织结构和功能的进行性损害。胰腺细胞被纤维组织所替代，腺泡萎缩，胰导管内有结石形成。胰腺的内、外分泌功能出现不同程度的障碍。临床又分水肿型和出血型(坏死型)两类。主要特点为突然发作的上腹部剧烈疼痛、恶心、呕吐和中度发热，严重者可并发休克或腹膜炎。

一、急性胰腺炎患者的护理

(一)护理评估

1. 健康史

评估患者饮食习惯，如是否喜油腻饮食、是否有长期大量饮酒习惯；发病前有无暴饮暴食；既往有无胆道病史、高脂血症或慢性胰腺炎病史；近期有无腮腺炎、肝炎、伤寒等疾病发生；近期有无腹部外伤或手术史；是否使用过诱发胰腺炎的药物等。

2. 身体评估

(1)腹痛：剧烈腹痛是急性胰腺炎的主要症状。疼痛发生于饱餐或饮酒后，突然发生，非常剧烈，一般镇痛剂不能缓解。多位于左上腹，向左肩及左腰背部放射。胆源性患者腹痛始发于右上腹，逐渐向左侧转移。病变累及全胰时，疼痛范围较宽并呈束带状向腰背部放射。当炎症侵及后腹膜和腹膜腔时，疼痛呈全腹性，没有明确定位。胰腺包膜紧张和胰管梗阻是疼痛的原因，腹痛放射至背部是由于胰腺炎症刺激神经根所致。

(2)腹胀：与腹痛同时存在，是腹腔神经丛受刺激产生肠麻痹的结果，早期为反射性，继发感染后则由腹膜后的炎症刺激所致。腹膜后的炎症越严重，腹胀越明显。腹胀进一步加重时，表现为腹内高压，严重时引起器官功能障碍，被称为腹腔间隔室综合征，常见于暴发性胰腺炎。

(3)恶心、呕吐：早期即可出现，常与腹痛伴发。呕吐剧烈而频繁。呕吐物通常是胃十二指肠内容物，也可呈胆汁样，偶可呈咖啡色。呕吐后疼痛不缓解。

(4)腹膜炎体征：上腹部或全腹部有触痛或反跳痛，并伴有腹肌紧张、肠鸣音减弱或消失，移动性浊音多为阳性。

(5)发热：急性胰腺炎早期，只有中度发热，约 38℃，胆源性胰腺炎伴有胆道梗阻者，可有高热、寒战。胰腺坏死有感染时，高热为主要症状之一。

(6)黄疸：部分患者有黄疸，程度一般较轻，需要仔细观察，因为黄疸提示胆道梗阻存在。

(7)休克：可发生于早期或后期，是急性胰腺炎最常见的并发症，其原因是胰蛋白酶、血小板破坏、组织坏死、感染毒素等使大量血管活性物质释放，加之失液、心肌抑制因子释放、弥散性血管内凝血等促进了休克的发生。患者表现为血压下降、呼吸加快、四肢厥冷、面色苍白、表情淡漠、尿少或无尿等。

(8)出血征象：由于溶纤维蛋白酶和弹力蛋白酶损伤血管壁或由于弥散性血管内凝血。可出现出血征象，如皮肤瘀斑、腰部出现蓝—棕色斑(Gray-Tumer 征)或脐周蓝色改变(Cullen 征)，还可出现呕血、便血等。

(9)其他：如急性胰腺炎并发休克和感染，常可导致急性肾衰竭、急性呼吸窘迫综合征、中毒性脑病等多器官功能障碍综合征，出现呼吸困难、发绀、焦虑、心律失常、尿少或无尿、定向力障碍、谵妄等。

3.心理社会评估

(1)评估患者是否了解疾病发生的原因以及治疗方法。

(2)评估患者对疾病的反应，有无焦虑、恐惧等。

(3)评估患者的社会支持情况。评估能够为患者提供支持的关键人物对患者病情、治疗方案、预后的了解程度及其反应。

(二)护理诊断及医护合作性问题

(1)疼痛 与胰腺及周围组织炎症有关。

(2)焦虑 与担心疾病预后有关。

(3)体温过高 与感染有关。

(4)营养失调低于机体需要量 与禁食及机体消耗有关。

(5)潜在并发症 水、电解质紊乱，与禁食、呕吐、胃肠减压、感染有关。

(6)外周组织灌注减少 与禁食、呕吐、胰腺严重病变有关。

(7)低效性呼吸型态 与剧烈疼痛、胸腔积液有关。

(8)知识缺乏 缺乏疾病的预防及治疗方面的知识。

(三)计划与实施

通过治疗和护理，患者能够了解疾病的预防及治疗的知识，能够正确面对疾病的发生，焦虑程度减轻；患者体温能够维持正常；患者的营养状况能够得到改善；能够有效的呼吸；护士能够及时发现并发症或患者没有发生严重的并发症如急性肾衰竭、急性呼吸窘迫综合征、心律失常等；患者在恢复后，能够表示改变不良的生活习惯。

1.胃肠减压的护理

胃肠减压可以引流出胃液，从而减少胰液的分泌，并可减轻呕吐和腹胀。因此，急性胰腺炎发作期间，患者应禁食，并留置胃肠减压。留置胃肠减压期间，应保持负压吸引的有效状态，负压一般是-12～-15cmH2O；各连接部位不能有漏气；妥善固定，防止患者在活动时将胃管拔出；保持胃管通畅，每天应用生理盐水冲洗胃管，每次约 30～50mL；观察胃液的颜色、性质和量并准确记录，急性胰腺炎患者胃液一般呈黄绿色，如合并有应激性溃疡，则呈红色或咖啡色,如果每日引出的胃液量少于 100mL,且患者呕吐、腹痛或腹胀症状不缓解,应怀疑胃管是否堵塞、脱出等;如果胃液量多,应注意患者电解质的变化,过多的胃酸被吸出,可能会出现代谢性碱中毒;每日应给予患者雾化吸入和口腔护理。

2. 饮食护理

急性胰腺炎发作期间,由于禁食、呕吐、胃肠减压和疾病消耗,患者会出现营养状况差、水、电解质紊乱等,因此,护士应观察患者营养状况和水、电解质水平,如每周测体重、观察患者皮肤弹性、准确记录每日出入量、了解水、电解质、酸碱平衡状况。当急性胰腺炎症状消退,可进无脂、低蛋白流质食物,如果汁、藕粉、米汤、面汤等;病情进一步好转,进低脂流质饮食,如鸡汤、豆浆、蛋汤等;以后逐渐进低脂半流食,每日 5~6 餐;痊愈后,严禁暴饮暴食,禁烟酒,忌辛辣食物,饮食宜低脂、易消化,以免复发。护士应向患者及其家属讲解各阶段饮食的内容和意义,并观察患者进食情况,要了解患者家属为患者提供的食物。

3. 心理护理

急性胰腺炎发病急,病情重,并发症多,患者往往没有足够的思想准备,因此,容易产生焦虑和恐惧心理。胰腺炎恢复较慢,尤其是重症患者,需要较长的治疗时间,患者会出现烦躁情绪,甚至不配合治疗。因此,应多与患者沟通,了解患者的心理需求;向患者介绍治疗方案及其意义,增加患者对预后的信心,使之积极配合治疗;加强与患者家属的沟通,鼓励家属多与患者交谈,解除患者的不良情绪;对于患者及家属提出的疑问,给予恰当的解答。

4. 预防并发症的护理

(1)观察生命体征的变化:给予心电监测,及时发现休克表现,如血压下降、四肢厥冷、面色苍白等。如有上述症状发生,应及时通知医师,尽快建立静脉通路或加大输液速度,遵医嘱给药、为患者保暖。

(2)及时发现呼吸窘迫综合征的表现:如呼吸困难、发绀、血氧饱和度下降等。如出现异常表现,应及时给予氧气吸入、保持呼吸道通畅、遵医嘱给药,并做好气管插管的准备和配合,给予呼吸机辅助呼吸。

(3)留置导尿:保持尿管通畅,观察尿液的颜色、性质、量。如发生少尿或无尿,及时通知医师。遵医嘱给予利尿剂并观察用药后的效果。必要时,给予血液透析或血滤。

(4)了解患者凝血功能:如出凝血时间,呕吐物、排泄物的颜色,穿刺后止血时间,皮肤有无瘀斑等。如发现凝血时间异常,应及时通知医师。

(5)观察患者的神志:患者可出现头痛及脑膜刺激征,或出现反应迟钝、谵妄、兴奋、抽搐、昏迷等。

(四)预期结果与评价

(1)患者主诉疼痛及不适减轻。

(2)患者体温维持在正常范围内。

(3)患者营养状况良好。

(4)护士及时发现并发症或患者未出现严重并发症。

(5)患者能够叙述疾病的预防及治疗的知识,并能遵从医护人员的治疗与护理方案。

二、慢性胰腺炎患者的护理

(一)护理评估

1.健康史

评估患者饮食状况，是否喜油腻饮食，是否嗜酒；评估患者有无胆道病史；患者有无急性胰腺炎病史。

2.身体评估

慢性胰腺炎急性发作时，临床表现与急性胰腺炎相似。有的慢性胰腺炎无临床表现。

(1)腹痛：为最常见的症状，位于上腹部中间或稍偏左，多伴有脊背痛。疼痛一般呈钝痛，且持续时间较长，常因劳累、饮食不节、情绪激动而诱发。上腹部深部可有触痛，一般无腹肌紧张和反跳痛。

(2)消化不良：一般表现为食欲不振、腹部饱胀感、嗳气等。与胰腺外分泌不足、胰液排出不畅有关。

(3)腹泻：表现为脂肪泻，大便不成形，有油滴浮于表面，为胰腺外分泌功能减退所致。

(4)黄疸：为胰头部纤维化引起胆总管梗阻所致，逐渐加深。

(5)腹部包块：如发生胰腺假性囊肿，左上腹部常可触及肿块。

(6)糖尿病表现：因β细胞分泌不足，出现类似糖尿病的症状。

3.心理社会评估

(1)评估患者是否了解疾病发生的原因以及治疗方法。

(2)评估患者是否已经改变以前不良的饮食习惯。

(3)评估患者家庭的饮食习惯。

(4)评估患者对疾病治疗的信心。

(5)评估患者的社会支持状况等。

(二)护理诊断及医护合作性问题

慢性胰腺炎急性发作时，护理诊断及医护合作性问题同急性胰腺炎。慢性胰腺炎没有明显临床表现期间，可提出以下护理诊断和医护合作性问题。

(1)知识缺乏 缺乏疾病预防及治疗知识。

(2)潜在并发症 血糖水平异常，与B细胞功能受损有关。

(三)计划与实施

通过治疗与护理，患者能够掌握预防急性胰腺炎发作的知识，并能够改变不良的饮食习惯；患者了解如何通过饮食及用药控制血糖；急性发作期间，患者的痛苦能够得到解除，没有发生严重并发症或发生的并发症得到及时的发现和治疗。

1.饮食护理

向患者讲解饮食控制的重要性，并介绍如何进行合理饮食。戒酒，饮食要清淡，不应过饱；进食足量蛋白质，以奶制品、鱼、肉类和鸡蛋等为宜；进食适量、易吸收的脂肪，如植物油、鱼油等；有脂肪痢者，由于脂溶性维生素吸收障碍，应适量补充；每日保证足够的热量。碳水化合物具有良好的可吸收性，可占总热量的40%，但有糖尿病时，应根据医师的建议进食。消化不良者，可服用胰酶。胃酸过高者，服用制酸剂。

2.镇痛

镇痛方法同急性胰腺炎。

3.手术患者的护理

手术的目的是减轻疼痛、促进胰液引流。有胆道疾病者，应行相应的手术，如胆总管切开取石术、"T"管引流术、Oddi括约肌成形术、胆总管空肠吻合术；有胰腺管梗阻者，可行胰管—空肠吻合术；多发的胰管狭窄，可行胰腺部分或全部切除，但切除胰腺会继发或加重糖尿病，故应慎重选择；对于顽固性疼痛者，可考虑施行胸腰交感神经切除、胰腺周围神经切断等。

(四)预期结果与评价

(1)患者能够复述疾病发生的原因及治疗方法。

(2)患者表示愿意改变不良的饮食习惯，并开始实施。

(3)患者表现出对治疗的信心。

(4)患者家属表示愿意改变家庭中的饮食习惯。

第十一章　血液系统疾病护理

第一节　血液系统疾病一般护理

(1)做好精神护理，帮助患者解除思想顾虑，增强战胜疾病的信心，调动患者的积极情绪以配合治疗。

(2)重度贫血、有出血倾向者应绝对卧床休息。呼吸困难者给氧气吸入。

(3)给予高蛋白、高维生素、高热量、易消化饮食。

(4)保持病室内空气新鲜，定时通风及空气消毒。严格执行探视陪护制度，防止交叉感染。

(5)保持口腔清洁，给予1:5000氯己定液漱口。高热、出血及病重者给予口腔护理，预防口腔感染。

(6)出血性疾病患者高热时不宜用酒精擦浴。禁用解热镇痛药。

(7)严密观察病情变化，注意体温、脉搏、呼吸、血压变化，观察有无出血、感染等。

(8)对化疗患者应注意观察药物反应。

(9)有出血倾向的患者应防止外伤，大出血患者应随时测量血压、脉搏、呼吸并详细记录，随时备好抢救药品及物品，协助医师进行抢救。

(10)对长期卧床的患者应做好皮肤护理。

第二节　贫血

贫血是指外周血单位容积内，血红蛋白量、红细胞数和红细胞比容低于同年龄、同性别、正常人的最低值。其中以血红蛋白低于正常值最为重要。贫血不是一种疾病，而是不同病因或疾病引起的一系列共同症状。故积极寻找和去除病因是贫血治疗的重要环节。

贫血的病因包括：①红细胞生成减少：造血物质缺乏和骨髓造血功能障碍；②红细胞破坏过多；遗传性或获得性溶血性贫血；③失血：急性或慢性失血后贫血。

临床表现有皮肤黏膜苍白，尤其以睑结膜、口唇及甲床等部位比较明显。循环与呼吸系统方面，中度贫血患者有活动后心悸、气短，严重贫血者则可见心绞痛。中枢神经系统缺氧，常引起头晕、头痛、耳鸣、眼花、注意力不集中、嗜睡等。消化系统常有食欲减退、恶心、消化不良、腹胀、舌炎等。严重贫血时可出现低热；严重缺铁性贫血可见反甲、皮肤干燥；溶血性贫血则常有黄疸与脾肿大。

(1)执行血液系统疾病一般护理。

(2)休息据病情而定。轻度贫血可以下床活动，重度贫血者须卧床休息，贫血发生快的应绝对卧床休息。有的贫血起病缓慢，虽然贫血程度严重，但患者已有适应能力，也可下床轻度活动。

(3)给予高蛋白、高维生素、高热量、易消化饮食，再按贫血的不同原因给予相应的调整。如缺铁性贫血须补充含铁丰富的食物，溶血性贫血者应避免饮食中一切可能诱发溶血的因素。

(4)病室内温、湿度要适宜，空气新鲜，避免患者受凉。室内空气定时用紫外线照射消毒，或用1：200"84"液喷雾消毒。与传染患者隔离，以防交叉感染。

(5)加强口腔护理。贫血患者抵抗力低下，易发生口腔炎症，因此应每日两次做口腔护理，并在饭前、饭后、早、晚应用1：5000氯己定液漱口。

(6)注意皮肤护理，保持皮肤清洁。经常翻身，以防压疮发生。

(7)加强精神护理。慢性贫血难以治愈的患者，往往觉得症状不断增加而焦虑不安，护理人员应体贴关心患者，给以解释和安慰。急性失血患者易发生恐惧，需解释病情，消除顾虑。

(8)输血患者应严密观察有无输血反应。

(9)密切观察病情变化，注意头痛、视力改变及瞳孔变化等。

第三节　缺铁性贫血

缺铁性贫血是指体内可用来制造血红蛋白的贮存铁已被用尽，红细胞生成受到障碍而引起的一种小细胞低色素型贫血。为贫血的常见类型，多发于青壮年妇女。如能查明原因，进行合理治疗，可以完全治愈。

缺铁性贫血多数起病缓慢。临床表现有皮肤黏膜苍白、头晕、乏力、心悸，体力活动后气促、眼花、耳鸣等，少数患者有异食癖，偶尔出现萎缩性舌炎、口角炎，皮肤干燥皱缩，毛发干枯易脱落，指甲扁平、脆裂和反甲等。

(一)护理评估

(1)病史、身体评估：应了解患者饮食习惯，有无溃疡病史，间断痔疮出血；女患者是否有月经量多，妊娠期、哺乳期妇女应了解营养状况等。

(2)症状和体征：查体除贫血体征外，可能表现舌乳头萎缩、表面光滑，皮肤、毛发干燥，有时可见反甲。

(3)实验室检查：评估血常规结果，血红蛋白减少，血清铁、血清铁蛋白明显降低，骨髓细胞外铁染色消失。

(4)社会心理评估：评估患者的情绪及心理反应。

(二)护理措施

(1)休息与活动：轻、中度贫血者活动量以不感到疲劳、不加重症状为度，血红蛋白在40g/L以下者应卧床休息。

(2)饮食护理：补充营养和含铁量丰富的食物，如肉类、动物血、香菇、肝、豆类、蛋黄、菠菜等，要注意多样化及均衡饮食。

(3)病情观察：观察贫血的一般症状，如全身倦怠、头晕、皮肤黏膜苍白、心悸、呼吸困难及水肿等。

(4)药物护理：①口服铁剂宜饭后或餐中服用，避免与茶、咖啡、蛋类、乳类等不利于铁剂吸收的食品同时服用；口服液体铁剂时应使用吸管，避免牙齿染黑；②注射铁剂应采取深部肌内注射，并经常更换注射部位。静脉注射铁剂的速度宜缓慢、匀速，备好急救药品以防发生过敏性休克。

(5)输血护理：输血治疗时，应做好输血前准备并密切观察输血反应。

(三)健康指导

(1)帮助患者及家属掌握疾病的病因、治疗及自我护理的方法。

(2)加强营养，纠正偏食习惯，多食用含铁多的食物。

(3)遵医嘱按时、按量服药，定期复查血常规。

(四)护理评价

经过治疗和护理，评价患者是否达到：①能正确认识本病，接受治疗和护理；②贫血得到改善，体力增强；③患者的血常规及血清铁蛋白、总铁结合力等化验结果均恢复正常；④患者了解自己贫血的病因并知道如何预防。

第四节 再生障碍性贫血

再生障碍性贫血是由多种病因引起的骨髓造血组织明显减少，导致骨髓造血功能衰竭的综合征。临床可分为急性型和慢性型两类。急性型主要表现为全血细胞减少，进行性贫血、出血和感染均较严重，病程短，大多于数月内死亡。慢性型起病缓慢，贫血常常是主要表现，出血、感染较轻，可以生存多年。

(一)护理评估

(1)健康史：评估患者有无慢性疾病、家族史及病毒感染。

(2)诱发因素：评估患者居住及工作环境有无化学药物接触史、电离辐射接触史。

(3)症状和体征：评估患者有无贫血，皮肤瘀点、瘀斑，口鼻腔出血，是否存在感染症状。

(4)实验室检查：评估血常规及骨髓象的结果。

(5)社会心理评估：评估患者起病后情绪及心理反应。

(二)护理措施

(1)休息与活动：根据患者贫血的程度适当休息与活动，轻、中度贫血者活动量以不感到疲劳、不加重症状为度；重度贫血者绝对卧床休息。

(2)病情观察：①急性型患者注意观察发热、出血部位及程度，警惕严重感染和颅内出血；②慢性型患者应观察贫血程度、药物疗效及有无转为急性型倾向。

(3)一般护理：①高热时按高热护理常规，避免用酒精擦浴；②严格执行无菌操作，做好患者全身皮肤清洁卫生，尤其要做好口腔、会阴部、肛门的护理，防止感染；③注意观察患者血常规变化，白细胞低者应住单人病室或层流病室以减少感染的发生。

(4)心理护理：向患者及家属讲解疾病的发病原因及坚持长期治疗的意义，树立战胜疾病的信心。

(三)健康指导

(1)识别和避免诱发因素：在医生指导下应用药物，避免接触和滥用对造血系统有损害的化学、物理因素和药物。

(2)预防感染和出血：注意个人卫生，饮食宜营养、清淡并保证清洁，注意保暖，避免受凉。适当活动，避免外伤。

(3)识别病情变化：如出现内脏出血或头痛、呕吐等颅内出血的征兆时要及时联系医务人员以寻求帮助。

(4)社会家庭支持：让患者及家属认识到该病治疗周期长，要为患者创造一个愉悦氛围的环境，以利于疾病的恢复。

(四)护理评价

经过治疗和护理，评价患者是否达到：①患者能耐受一般活动，生活能自理；②能说出预防感染的重要性；③能描述引起或加重出血的危险因素，并能采取有效的预防措施；④能正确认识和接受现存身体外形的变化，遵医嘱服药。

第五节　急性白血病

白血病是一种病因未明的造血系统恶性疾病，其特征为骨髓及其他造血组织中有广泛的幼稚白细胞增生，并可浸润及破坏其他组织。周围血象中白细胞可增多或减少，并常有幼稚细胞出现。根据白血病细胞分化的程度及其自然病程，本病可分为急性和慢性两大类。急性白血病一般病程较急，骨髓及周围血中主要是异常的原始细胞及幼稚细胞。从治疗的方法和预后的估计出发，急性白血病可分为急性淋巴细胞性白血病和急性非淋巴细胞性白血病两大类。临床表现为贫血、发热、出血、胸骨压痛、肝脾淋巴结有不同程度肿大等。

(一)护理评估

(1)一般情况：患者的职业和工作环境，既往健康状况，近期使用药物情况和家族史。

(2)症状和体征：患者有无发热、贫血、出血及白血病细胞浸润相关表现。

(3)实验室检查：血常规结果，骨髓穿刺的结果，免疫学检查及染色体和基因检查的结果。

(4)社会心理评估：患者的情绪是否稳定。

(二)护理措施

(1)休息与活动：根据患者贫血的程度进行相应的休息与活动，轻、中度贫血的活动量以不感到疲劳、不加重症状为度；重度贫血绝对卧床休息，防止晕厥。

(2)饮食护理给予高热量、高蛋白、富含维生素、易消化饮食，避免刺激性食物，防止口腔黏膜破溃出血。

(3)病情观察：①观察贫血及组织器官浸润的表现，注意出血部位及程度，如有剧烈头痛、恶心、呕吐、视物模糊等颅内出血早期症状，应及时告知医生，配合紧急处理；②化疗药物不良反应的观察：局部血管反应、骨髓抑制、消化道反应、肝肾功能损害、尿酸性肾病等。

(4)药物护理：①注射化疗药物注意合理使用静脉，选择较粗直的静脉，避开关节，尽量不选择下肢血管输注化疗药物；静脉穿刺后先用生理盐水输注，输完后再用生理盐水 10～20mL 冲洗后拔针；输注外渗时立即停止输注，对局部进行紧急处理；②许多化疗药物可引起恶心、呕吐、纳差等消化道反应，及时清除呕吐物，保持口腔清洁，饮食以清淡、半流质为主；③大剂量化疗药物的使用可引起严重的骨髓抑制，要及时观察血常规及骨髓受抑制的情况；注意观察患者有无黄疸、血尿等肝肾功能损害的情况；鼓励患者多饮水，每天饮水量3000mL以上，以利于尿酸和化疗降解产物的稀释和排泄，预防尿酸性肾病。

(5)一般护理：①高热时按高热护理常规，禁用酒精擦浴；②做好患者化疗及放射线治疗前、后的护理；③鞘内注射化疗药物后去枕平卧4～6h，注意观察有无头痛、发热等反应；④重度贫血者给予一级护理，护士落实患者的生活护理；轻、中度贫血者可给予二级护理，护士协助患者完成擦洗等生活护理项目。

(6)预防感染：①保持病室清洁，空气流通，当成熟粒细胞绝对值≤$0.5×10^9$/L 时，应安排入层流病房或层流床进行保护性隔离，防止交叉感染；②注意个人卫生，保暖，避免受凉，做好口腔、鼻腔及肛周皮肤护理，防止继发感染。

(7)心理护理：指导患者和家属正确对待疾病，保持乐观精神，提高生存的信心。

(三)健康指导

(1)对疾病的认识：能了解本病的治疗方法，积极配合各种治疗方案。能理解坚持治疗的意义。

(2)活动与饮食：缓解期应保持良好的生活方式，适当进行健身活动，提高机体抗病能力。饮食应富含营养、清淡、少刺激、避免辛辣的食物。

(3)预防感染和出血：注意个人卫生，少去人群拥挤的地方，注意保暖防止受凉。勿用牙签剔牙、用手挖鼻孔、避免创伤等。定期到门诊复查血常规，发现出血、发热及骨、关节疼痛要及时就医。

(4)用药指导：严格遵医嘱服药，不要使用对骨髓造血系统有损害的药物和含苯的染发剂等。

(四)护理评价

经过治疗和护理，评价患者是否达到：①能了解本病发生的可能原因，尽量避免有害因素，合理安排休息和饮食；②能描述引起或加重出血的危险因素，积极采取预防措施，减少或避免出血；③能说出预防感染的重要性，积极配合治疗和护理；④能说出常用化疗药物的不良反应，积极采取预防措施；⑤正确对待疾病，情绪稳定。

第六节　多发性骨髓瘤

多发性骨髓瘤是浆细胞异常增生的恶性肿瘤。骨髓内有大量异常浆细胞(或称骨髓瘤细胞)增殖，引起溶骨性破坏，出现骨痛。血清出现异常的单克隆免疫球蛋白，尿内出现凝溶蛋白，有贫血和肾功能损害。发病年龄大多在50～60岁，男女之比为2:1。

(1)执行血液系统疾病一般护理。

(2)绝对卧床休息，以免因活动引起病理性骨折。

(3)给予高蛋白、高热量、多维生素、易消化的饮食。

(4)密切观察病情变化，注意有无骨折发生，对发生截瘫的患者加以保护，防止坠床。有肋间神经及坐骨神经疼痛者，应给予理疗或局部封闭，以减轻疼痛。

(5)并发肾功能不全的患者，应注意尿量并准确记录。

(6)保持病室清洁，空气新鲜，避免受凉。按时做口腔护理及皮肤护理。

(7)对血钙增高、尿钙增多的患者，嘱多饮水，以防肾脏受累。

(8)做好心理护理，给予精神安慰，按医嘱给予适量的镇静止痛药。

(9)对有高黏稠血症的患者，应注意观察有无头昏、眩晕、眼花、耳鸣、意识障碍及冠状动脉供血不足等症状。

(10)如有出血倾向，应执行出血性疾病护理常规。

第七节　恶性组织细胞病

恶性组织细胞病(简称恶组)，是一种单核—巨噬细胞系统的恶性疾病，在脾、肝、骨髓、淋巴结等器官、组织中出现形态异常的组织细胞灶性增生，常伴有明显的血细胞被吞噬现象。患者有发热、衰竭、肝脾肿大、全血细胞减少等临床特点。

(1)执行血液系统疾病一般护理。

(2)绝对卧床休息，解除思想顾虑，使患者对疾病有正确认识。

(3)给予高热量、高蛋白、高维生素饮食。

(4)密切观察病情变化，每4h测体温、脉搏、呼吸1次并详细记录。注意观察肝脾肿大的程度，如果出现压迫症状应对症处理。

(5)高热患者给予物理降温，出汗多者鼓励其多饮水、勤更衣，并防止受凉。

(6)对长期卧床的患者要做好皮肤护理，床铺保持清洁干燥，预防压疮的发生。

(7)高热患者应每日2次口腔护理，对有口腔炎症的患者要对症处理。

(8)防止肛门周围感染及脓肿形成，大便后用1∶5000高锰酸钾溶液坐浴。

(9)化疗期间易引起粒细胞减少及血小板减少，应高度警惕感染及出血征象。

(10)对出血者应按出血性疾病护理常规护理。

第八节　过敏性紫癜

过敏性紫癜是一种常见的微血管变态反应性出血性疾病。多发生于儿童及青年。引起本病的因素很多，多数患者往往很难确定过敏反应的原因。可能与感染(细菌、病毒、寄生虫等)、食物(如鱼、虾、蟹、蛋、牛奶等异体蛋白质)、药物(抗生素、磺胺药)。

(1)执行血液系统疾病一般护理。

(2)急性发作期应绝对卧床休息。

(3)给予高热量、高蛋白、高维生素、低盐、易消化的饮食，忌异体蛋白质，有胃肠道黏膜出血者应给予冷流质饮食。

(4)密切观察病情变化，注意有无紫癜形成，以及紫癜的分布及消退情况，注意腹痛情况及大便的颜色等。

(5)注意观察关节疼痛情况，疼痛剧烈时卧床休息，可活动。

(6)注意观察过敏因素，过敏的食物、药物应禁忌。个别患者因上呼吸道感染而发病，则应避免受凉。去除病灶，如扁桃体炎、龋齿等。如因寄生虫引起的，则应治疗寄生虫病。

(7)出院后嘱患者避免接触过敏原，慎重用药。

第九节　原发性血小板减少性紫癜

原发性血小板减少性紫癜亦称自体免疫性血小板减少性紫癜，是血小板减少症中最多见的疾病。可分为急性型和慢性型。急性型多见于儿童，慢性型多见于成人。主要表现为皮肤黏膜出血，可有大量瘀点、瘀斑，黏膜出血多见于鼻、齿龈，口腔黏膜及舌可出现紫血泡。胃肠道和泌尿生殖道出血也颇常见，颅内出血虽不多见，但可危及生命。血小板计数常明显下降，一般低于 $50×10^9$/L。

(1)执行血液系统疾病一般护理。

(2)急性发作时应卧床休息，对出血严重及血小板低于 $20×10^9$/L 者应绝对卧床休息，要特别保护头颅，以防引起颅内出血。

(3)给予高热量、高蛋白、高维生素易消化的半流质饮食。有消化道出血的患者应暂禁食或给冷流质饮食。用激素治疗时给予低盐饮食。

(4)加强口腔护理，对牙龈出血的患者应避免刷牙，可用生理盐水棉球擦拭，保持口腔清洁。

(5)注意皮肤护理，患者内衣应保持柔软清洁，避免皮肤损伤。对有出血倾向的患者应尽量避免肌内注射。静脉注射及抽血时注意止血带捆扎不宜过紧，时间不宜过长。

(6)密切观察出血倾向，如女患者经期量是否过多等。忌用抑制血小板功能的药物，如潘生丁、阿司匹林等。停用一切可能引起血小板减少的药物，如磺胺药、解热镇痛药等。

(7)对有出血倾向的患者应严密观察病情变化。观察出血部位、出血量，随时注意生命体征的变化，做好急救准备。

(8)生活中防止外伤。保持鼻腔清洁湿润，对鼻出血者，及时给予止血护理。

第十节　血友病

血友病是一种先天性凝血因子Ⅷ缺乏(血友病甲)或因子Ⅸ缺乏(血友病乙)所引起的出血性疾病。两者均通过性染色体隐性遗传，男性发病，女性传递。两种血友病的临床表现相同，通常自幼儿期即有出血倾向，轻症病例至青年或成年时才发病。患者往往有轻微外伤即可引起持久而严重的出血，出血部位以四肢易受伤处最多见，可出现深部组织血肿。关节腔反复出血可见于重型患者。因积血量不同可有关节疼痛和活动受限。较大儿童和成人膝关节最常受累，长期反复发作可引起关节畸形。

(1)执行血液系统疾病一般护理。

(2)出血严重者应卧床休息，并立即补充凝血因子，如新鲜血、血浆、抗血友病球蛋白浓缩剂(如冷沉淀物)，以纠正凝血功能，使出血停止。

(3)避免肌内注射及针灸，以免引起局部出血，形成血肿。如特别需要可选细小针头，注射完毕稍加压，注意出血。

(4)饮食应给易消化富有营养的食物，必要时给无渣饮食，以防消化道出血。

(5)尽量避免手术，如必须手术应事先补充凝血因子达一定浓度。拔牙也应慎重，事先配好血。

（6）局部出血时可做冷敷或放置冰袋，亦可用绷带压迫止血或用云南白药局部外敷。出血的肢体应抬高和固定。禁忌血肿穿刺，以防感染。

（7）关节腔出血者，在红肿消失、疼痛减轻时应鼓励其适当活动，以防关节强直畸形。

（8）忌用阿司匹林类药物止痛，以免引起出血。

（9）做好宣教，严防外伤。

第十一节　层流室装置

（1）层流室是一个无菌的环境，在层流室的患者不得随意出入。

（2）工作人员必须具有强烈的责任心和认真负责的工作态度，对患者要耐心，在生活上提供方便，尽量丰富患者的生活内容。

（3）工作人员进层流室必须严格遵守无菌操作规程，预防医源性感染。

（4）严密观察病情变化，测体温、脉搏、呼吸每日 2 次，有病情变化时要随时测量体温、脉搏、呼吸、血压。认真细致地做好口头、书面、床旁交接班。

（5）血常规、血小板、网织红细胞计数每周查 1 次，白细胞计数每周查 2 次。体表采样、尿和粪细菌培养、室内空气和用具等的细菌采样监测每周 1 次。用 0.1% 的新洁尔灭擦身，预备间的患者每周 1～2 次，层流抢救患者每天 1 次，注意室温，预防受凉。

（6）做好口腔护理，给 3% 苏打水、1% 双氧水或 1∶5000 氯己定液，饭前、饭后、入睡前漱口，危重患者口腔护理每日 2 次。

（7）每周 1 次协助患者剪指甲。

（8）便后清洗肛门，并用 1∶5000 高锰酸钾坐浴。

（9）患者的食品、饮水及带入室内的各种书籍、衣物等，均需进行相应的消毒处理后方可给予。

（10）每日更换消毒内衣裤、床单、枕套。

（11）每日 1 次用消毒液擦洗墙壁、拖地板及室内所有的用具，定期大扫除。紫外线消毒室内空气每日 3 次，每次 30～60min。

（12）凡入层流室的患者均应向其介绍层流室内规定，并且做好卫生宣教。为避免交叉感染，患者之间尽量减少相互接触。

参考文献

[1]白建英.护理管理[M].北京：人民卫生出版社，2016.

[2]邓香兰.护理心理学[M].西安：西安交通大学出版社，2017.

[3]李帼英.内科护理细节管理[M].北京：人民军医出版社，2015.

[4]李敏.图解实用外科临床护理[M].北京：化学工业出版社，2017.

[5]卢红梅.肿瘤内科护理[M].郑州：河南科学技术出版社，2017.

[6]程红缨，杨燕妮.基础护理技术操作教程[M].北京：人民军医出版社，2015.

[7]王洪飞.内科护理[M].北京：科学出版社，2017.

[8]周红.现代临床护理路径进展与应用[M].石家庄：河北科学技术出版社，2015.

[9]刘喜松.急性外伤性疾病的诊疗与护理[M].昆明：云南科技出版社，2016.

[10]丁淑贞，吴冰.耳鼻喉科临床护理[M].北京：中国协和医科大学出版社，2016.

[11]周琴，胡雪慧.现代伤口临床护理理论和实践[M].西安：第四军医大学出版社，2015.

[12]杨光云.护理礼仪[M].武汉：华中科技大学出版社，2017.

[13]滕敬华，李胜保.实用消化内镜护理技术[M].武汉：华中科技大学出版社，2015.

[14]颜丽青.内科学及护理[M].北京：科学出版社，2017.

[15]李丽.肝胆胰外科护理常规[M].上海：上海科学技术文献出版社，2017.

[16]杨娟，潘亚兰.临床常用护理操作规程[M].武汉：华中科技大学出版社，2014.

[17]唐丽梅，曹晓亚.急危重症护理查房[M].北京：科学技术文献出版社，2015.

[18]皮红英，周兰姝.外科护理[M].上海：复旦大学出版社，2016.

[19]李军华，林建荣.儿科护理[M].武汉：华中科技大学出版社，2017.

[20]潘瑞红.专科护理技术操作规范[M].武汉：华中科技大学出版社，2016.

[21]桑未心，杨娟.妇产科护理[M].武汉：华中科技大学出版社，2016.

[22]吴敏.康复护理[M].上海：同济大学出版社，2015.

[23]李文华，秦小旭.护理人际沟通[M].镇江：江苏大学出版社，2017.

[24]饶和平.卫生法规及护理管理[M].杭州：浙江大学出版社，2015.

[25]张雅丽.实用中医护理[M].上海：上海科学技术出版社，2015.

[26]冯灵.神经内科护理手册[M].北京：科学出版社，2017.

[27]徐军.常见老年慢性病的防治及护理[M].杭州：浙江大学出版社，2016.

[28]陈群.用药护理[M].北京：人民军医出版社，2014.

[29]芦良花，张红梅，臧舒婷.实用急诊急救护理手册[M].郑州:河南科学技术出版社,2017.

[30]田玉凤，许新华.肿瘤化学治疗护理[M].北京：人民军医出版社，2015.

[31]戴红.皮肤科临床护理[M].北京：中国协和医科大学出版社，2016.

[32]郝春艳.血液科临床护理[M].北京：中国协和医科大学出版社，2016.

[33]何其英，马莉.泌尿外科护理手册[M].北京：科学出版社，2017.

[34]孙丽.呼吸系统疾病护理与管理[M].武汉：华中科技大学出版社，2016.